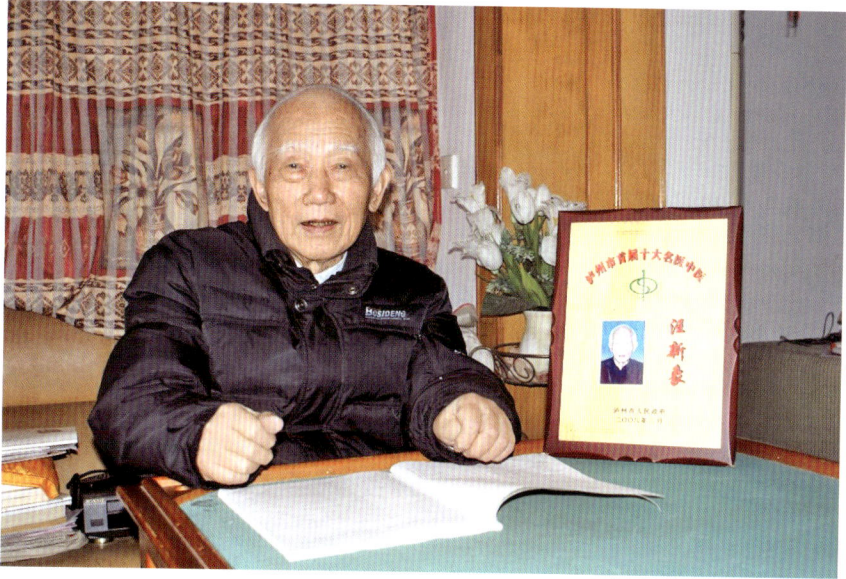

汪新象获评泸州首届十大名中医

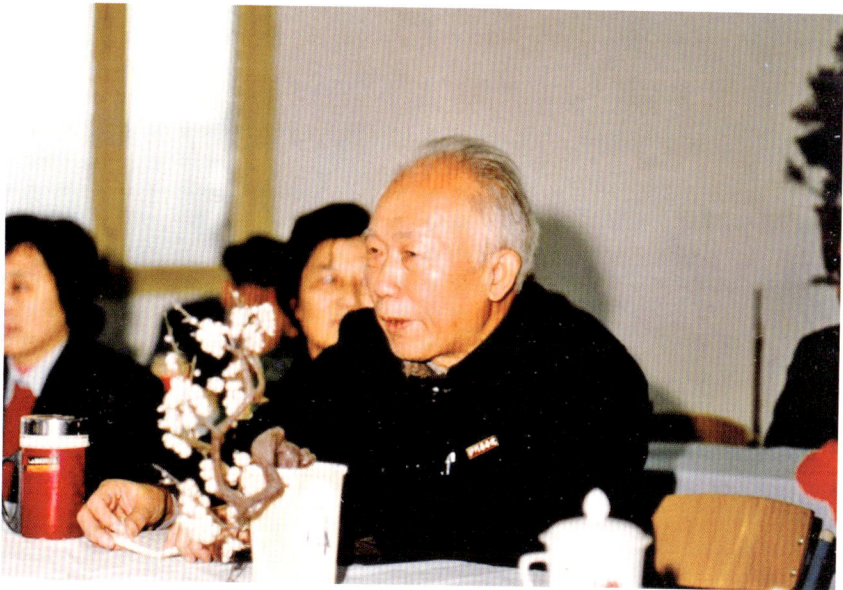

汪新象参加会议

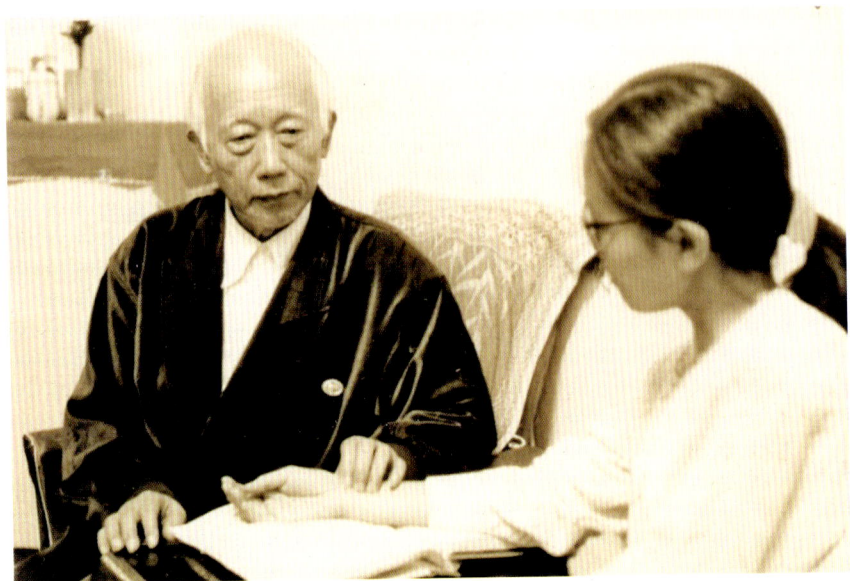
汪新象为患者诊病

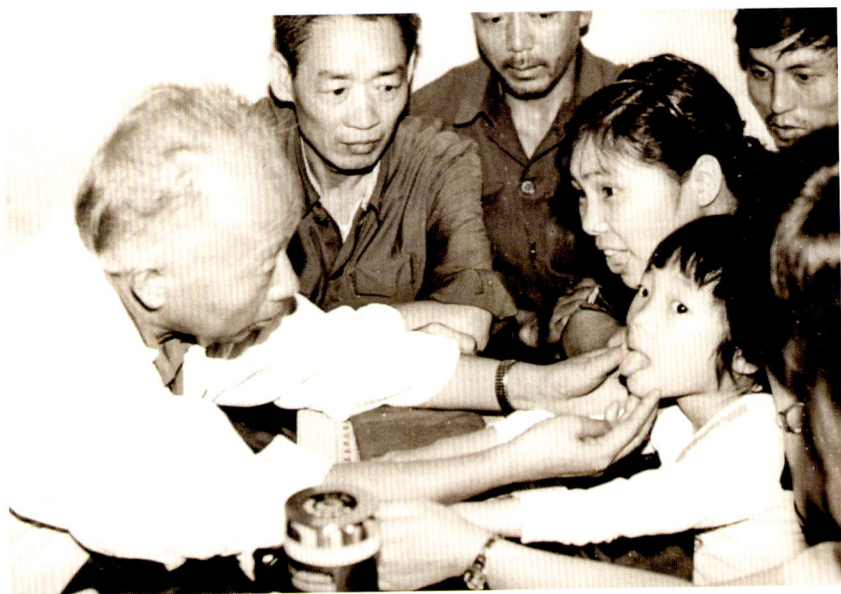
汪新象为患者诊病

汪新象

川派中医药名家系列丛书

徐厚平　主编

中国中医药出版社

·北　京·

图书在版编目（CIP）数据

川派中医药名家系列丛书.汪新象/徐厚平主编.—北京：中国中医药出版社，
2018.12

ISBN 978 – 7 – 5132 – 4988 – 1

Ⅰ.①川… Ⅱ.①徐… Ⅲ.①汪新象—生平事迹 ②中医临床—经验
—中国—现代 Ⅳ.① K826.2 ② R249.7

中国版本图书馆 CIP 数据核字（2018）第 102051 号

中国中医药出版社出版

北京市朝阳区北三环东路 28 号易亨大厦 16 层
邮政编码 100013
传真 010-64405750
廊坊市祥丰印刷有限公司印刷
各地新华书店经销

开本 710×1000 1/16 印张 7.75 彩插 0.5 字数 134 千字
2018 年 12 月第 1 版 2018 年 12 月第 1 次印刷
书号 ISBN 978 – 7 – 5132 – 4988 – 1

定价 39.00 元
网址 www.cptcm.com

社 长 热 线 010-64405720
购 书 热 线 010-89535836
维 权 打 假 010-64405753

微信服务号 zgzyycbs
微商城网址 https://kdt.im/LIdUGr
官 方 微 博 http://e.weibo.com/cptcm
天猫旗舰店网址 https://zgzyycbs.tmall.com

如有印装质量问题请与本社出版部联系（010-64405510）

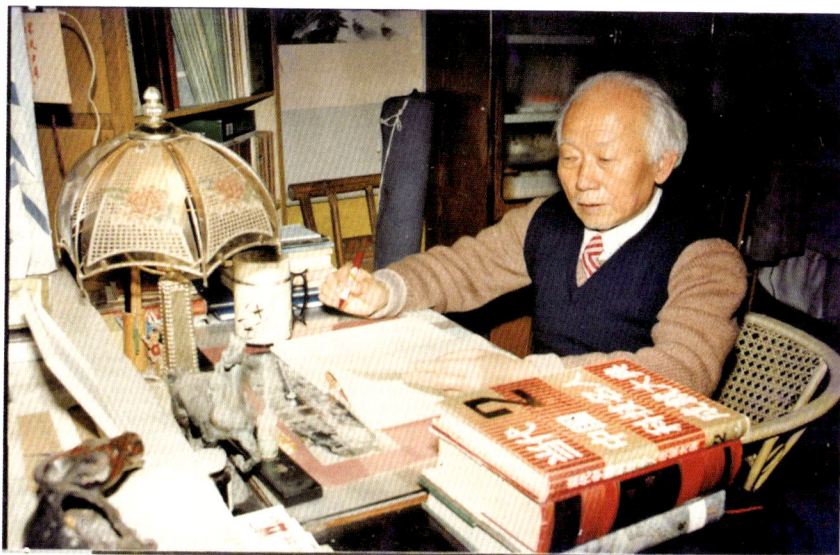

汪新象在家中学习

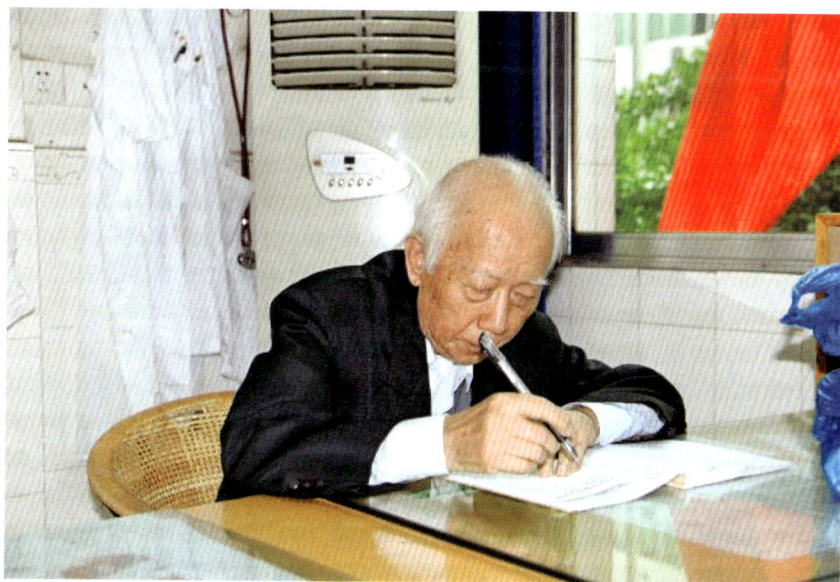

汪新象在办公室认真记录和总结

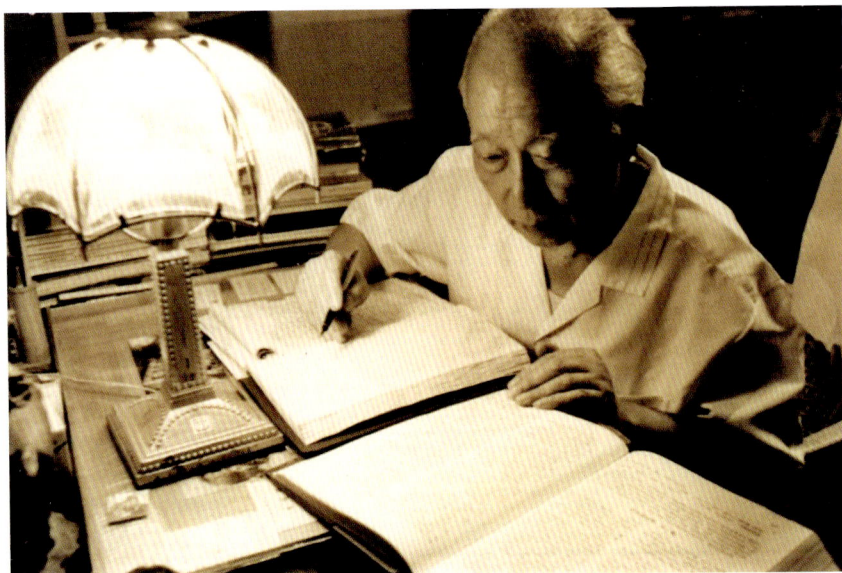

汪新象挑灯夜习

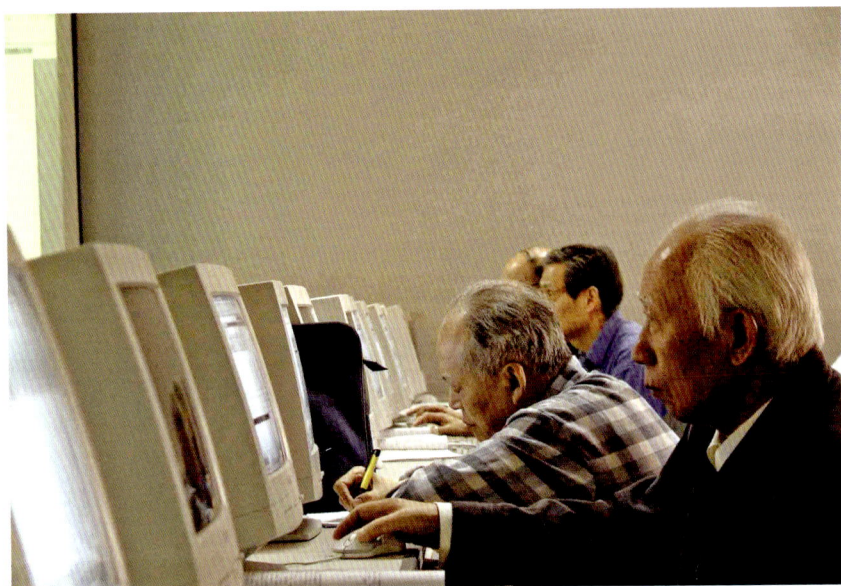

汪新象积极学习新的技术知识

总序————加强文化建设，唱响川派中医

四川，雄居我国西南，古称巴蜀，成都平原自古就有天府之国的美誉，天府之土，沃野千里，物华天宝，人杰地灵。

四川号称"中医之乡、中药之库"，巴蜀自古出名医、产中药，据历史文献记载，自汉代至明清，见诸文献记载的四川医家有1000余人，川派中医药影响医坛2000多年，历久弥新；川产道地药材享誉国内外，业内素有"无川（药）不成方"的赞誉。

医派纷呈 源远流长

经过特殊的自然、社会、文化的长期浸润和积淀，四川历朝历代名医辈出，学术繁荣，医派纷呈，源远流长。

汉代以涪翁、程高、郭玉为代表的四川医家，奠定了古蜀针灸学派。郭玉为涪翁弟子，曾任汉代太医丞。涪翁为四川绵阳人，曾撰著《针经》，开巴蜀针灸先河，影响深远。1993年，在四川绵阳双包山汉墓出土了最早的汉代针灸经脉漆人；2013年，在成都老官山再次出土了汉代针灸漆人和920支医简，带有"心""肺"等线刻小字的人体经穴髹漆人像是我国考古史上首次发现，应是迄今

我国发现的最早、最完整的经穴人体医学模型，其精美程度令人咋舌！又一次证明了针灸学派在巴蜀的渊源和影响。

四川山清水秀，名山大川遍布。道教的发祥地青城山、鹤鸣山就坐落在成都市。青城山、鹤鸣山是中国的道教名山，是中国道教的发源地之一，自东汉以来历经2000多年，不仅传授道家的思想，道医的学术思想也因此启蒙产生。道家注重炼丹和养生，历代蜀医多受其影响，一些道家也兼行医术，如晋代蜀医李常在、李八百，宋代皇甫坦，以及明代著名医家韩懋（号飞霞道人）等，可见丹道医学在四川影响深远。

川人好美食，以麻、辣、鲜、香为特色的川菜享誉国内外。川人性喜自在休闲，养生学派也因此产生。长寿之神——彭祖，号称活了800岁，相传他经历了尧舜夏商诸朝，据《华阳国志》载，"彭祖本生蜀"，"彭祖家其彭蒙"，由此推断，彭祖不但家在彭山，而且他晚年也落叶归根于此，死后葬于彭祖山。彭祖山坐落在成都彭山县，彭祖的长寿经验在于注意养生锻炼，他是我国气功的最早创始人，他的健身法被后人写成《彭祖引导法》；他善烹饪之术，创制的"雉羹之道"被誉为"天下第一羹"，屈原在《楚辞·天问》中写道："彭铿斟雉，帝何飨？受寿永多，夫何久长？"反映了彭祖在推动我国饮食养生方面所做出的贡献。五代、北宋初年，著名的道教学者陈希夷，是四川安岳人，著有《指玄篇》《胎息诀》《观空篇》《阴真君还丹歌注》等。他注重养生，强调内丹修炼法，将黄老的清静无为思想、道教修炼方式和儒家修养、佛教禅观会归一流，被后世尊称为"睡仙""陈抟老祖"。现安岳县有保存完整的明代陈抟墓，有陈抟的《自赞铭》，这是全国独有的实物。

四川医家自古就重视中医脉学，成都老官山出土的汉代医简中就有《五色脉诊》（原有书名）一书，其余几部医简经初步整理暂定名为《敝昔医论》《脉死候》《六十病方》《病源》《经脉书》《诸病症候》《脉数》等。学者经初步考证推断极有可能为扁鹊学派已经亡佚的经典书籍。扁鹊是脉学的倡导者，而此次出土的医书中脉学内容占有重要地位，一起出土的还有用于经脉教学的人体模型。唐代杜光庭著有脉学专著《玉函经》3卷，后来王鸿骥的《脉诀采真》、廖平的《脉学辑要评》、许宗正的《脉学启蒙》、张骥的《三世脉法》等，均为脉诊的发展做出了贡献。

昝殷，唐代四川成都人。昝氏精通医理，通晓药物学，擅长妇产科。唐大中年间，他将前人有关经、带、胎、产及产后诸症的经验效方及自己临证验方共378首，编成《经效产宝》3卷，是我国最早的妇产科专著。加之北宋时期的著名妇产科专家杨子建（四川青神县人）编著的《十产论》等一批妇产科专论，奠定了巴蜀妇产学派的基石。

宋代，以四川成都人唐慎微为代表撰著的《经史证类备急本草》，集宋代本草之大成，促进了本草学派的发展。宋代是巴蜀本草学派的繁荣发展时期，陈承的《重广补注神农本草并图经》，孟昶、韩保昇的《蜀本草》等，丰富、发展了本草学说，明代李时珍的《本草纲目》正是在此基础上产生的。

宋代也是巴蜀医家学术发展最活跃的时期。四川成都人、著名医家史崧献出了家藏的《灵枢》，校正并音释，名为《黄帝素问灵枢经》，由朝廷刊印颁行，为中医学发展做出了不可估量的贡献，可以说，没有史崧的奉献就没有完整的《黄帝内经》。虞庶撰著的《难经注》、杨康侯的《难经续演》，为医经学派的发展奠定了基础。

史堪，四川眉山人，为宋代政和年间进士，官至郡守，是宋代士人而医的代表人物之一，与当时的名医许叔微齐名，其著作《史载之方》为宋代重要的名家方书之一。同为四川眉山人的宋代大文豪苏东坡，也有《苏沈内翰良方》（又名《苏沈良方》）传世，是宋人根据苏轼所撰《苏学士方》和沈括所撰《良方》合编而成的中医方书。加之明代韩懋的《韩氏医通》等方书，一起成为巴蜀医方学派的代表。

四川盛产中药，川产道地药材久负盛名，以回阳救逆、破阴除寒的附子为代表的川产道地药材，既为中医治病提供了优良的药材，也孕育了以附子温阳为大法的扶阳学派。清末四川邛崃人郑钦安提出了中医扶阳理论，他的《医理真传》

《医法圆通》《伤寒恒论》为奠基之作，开创了以运用附、姜、桂为重点药物的温阳学派。

清代西学东进，受西学影响，中西汇通学说开始萌芽，四川成都人唐宗海以敏锐的目光捕捉西学之长，融汇中西，撰著了《血证论》《医经精义》《本草问答》《金匮要略浅注补正》《伤寒论浅注补正》，后人汇为《中西汇通医书五种》，成为"中西汇通"的第一种著作，也是后来人们将主张中西医兼容思想的医家称为"中西医汇通派"的由来。

名医辈出　学术繁荣

中华人民共和国成立后，历经沧桑的中医药，受到党和国家的高度重视，在教育、医疗、科研等方面齐头并进，一大批中医药大家焕发青春，在各自的领域里大显神通，中医药事业欣欣向荣。

四川中医教育的奠基人——李斯炽先生，在 1936 年创立了"中央国医馆四川分馆医学院"，简称"四川国医学院"。该院为国家批准的办学机构，虽属民办但带有官方性质。四川国医学院也是成都中医学院（现成都中医药大学）的前身，当时汇集了一大批中医药的仁人志士，如内科专家李斯炽、伤寒专家邓绍先、中药专家凌一揆等，还有何伯勋、杨白鹿、易上达、王景虞、周禹锡、肖达因等一批蜀中名医，可谓群贤毕集，盛极一时。共招生 13 期，培养高等中医药人才 1000 余人，这些人后来大多数都成为中华人民共和国成立后的中医药领军人物，成为四川中医药发展的功臣。

1955 年国家在北京成立了中医研究院，1956 年在全国西、北、东、南各建立了一所中医学院，即成都、北京、上海、广州中医学院。成都中医学院第一任院长由周恩来总理亲自任命。李斯炽先生继创办四川国医学院之后又成为成都中医学院的第一任院长。成都中医学院成立后，在原国医学院的基础上，又汇集了一大批有造诣的专家学者，如内科专家彭履祥、冉品珍、彭宪章、傅灿冰、陆干甫；伤寒专家戴佛延；医经专家吴棹仙、李克光、郭仲夫；中药专家雷载权、徐楚江；妇科专家卓雨农、曾敬光、唐伯渊、王祚久、王渭川；温病专家宋鹭冰；外科专家文琢之；骨、外科专家罗禹田；眼科专家陈达夫、刘松元；方剂专家陈潮祖；医古文专家郑孝昌；儿科专家胡伯安、曾应台、肖正安、吴康衡；针灸专家余仲权、薛鉴明、李仲愚、蒲湘澄、关吉多、杨介宾；医史专家孔健民、李介民；中医发展战略专家侯占元等。真可谓人才济济，群星灿烂。

北京成立中医高等院校、科研院所后，为了充实首都中医药人才的力量，四川一大批中医名家进驻北京，为国家中医药的发展做出了巨大贡献，也展现了四川中医的风采！如蒲辅周、任应秋、王文鼎、王朴诚、王伯岳、冉雪峰、杜自明、李重人、叶心清、龚志贤、方药中、沈仲圭等，各有精专，影响广泛，功勋卓著。

北京四大名医之首的萧龙友先生，为四川三台人，是中医界最早的学部委员（院士，1955 年）、中央文史馆馆员（1951 年），集医道、文史、书法、收藏等于一身，是中医界难得的全才！其厚重的人文功底、精湛的医术、精美的书法、高尚的品德，可谓"厚德载物"的典范。2010 年 9 月 9 日，故宫博物院在北京为萧龙友先生诞辰 140 周年、逝世 50 周年，隆重举办了"萧龙友先生捐赠文物精品展"，以缅怀和表彰先生的收藏鉴赏水平和拳拳爱国情怀。萧龙友先生是一代举子、一代儒医，精通文史，书法绝伦，是中国近代史上中医界的泰斗、国学家、教育家、临床大家，是四川的骄傲，也是我辈的楷模！

追源溯流　振兴川派

时间飞转，掐指一算，我自 1974 年赤脚医生的"红医班"始，到 1977 年大学学习、留校任教、临床实践、跟师学习、中医管理，入中医医道已 40 年，真可谓弹指一挥间。俗曰：四十而不惑，在中医医道的学习、实践、历练、管理、推进中，我常常心怀感激，心存敬仰，常有激情冲动，其中最想做的一件事就是将这些中医药实践的伟大先驱者，用笔记录下来，为他们树碑立传、歌功颂德！缅怀中医先辈的丰功伟绩，分享他们的学术成果，继承不泥古，发扬不离宗，认祖归宗，又学有源头，师古不泥，薪火相传，使中医药源远流长，代代相传，永续发展。

今天，时机已经成熟，四川省中医药管理局组织专家学者，编著了大型中医专著《川派中医药源流与发展》，横跨两千年的历史，梳理中医药历史人物、著作，以四川籍（或主要在四川业医）有影响的历史医家和著作为线索，理清历史源流和传承脉络，突出地方中医药学术特点，认祖归宗，发扬传统，正本清源，继承创新，唱响川派中医药。其中，"医道溯源"是以民国以前的川籍或在川行医的中医药历史人物为线索，介绍医家的医学成就和学术精华，作为各学科发展的学术源头。"医派医家"是以近现代著名医家为代表，重在学术流派的传承与发展，厘清流派源流，一脉相承，代代相传，源远流长。《川派中医药源流与发展》一书，填补了川派中医药发展整理的空白，是集四川中医药文化历史和发展现状之大成，理清了川派学术源流，为后世川派的研究和发展奠定了坚实的基础。

我们在此基础上，还编著了《川派中医药名家系列丛书》，汇集了一大批近现代四川中医药名家，遴选他们的后人、学生等整理其临床经验、学术思想编辑成册。预计编著一百人，这是一批四川中医药的代表人物，也是难得的宝贵文化遗产，今天，经过大家的齐心努力终于得以付梓。在此，对为本系列书籍付出心血的各位作者、出版社编辑人员一并致谢！

由于历史久远，加之编撰者学识水平有限，书中罅、漏、舛、谬在所难免，敬望各位同仁、学者提出宝贵意见，以便再版时修订提高。

中华中医药学会　副会长

四川省中医药学会　会　长

四川省中医药管理局　原局长　杨殿兴

成都中医药大学　教授、博士生导师

2015 年春于蓉城雅兴轩

序 言 ——————————————————————

日月穿梭，光阴荏苒，汪新象教授仙逝已 3 年。为纪念汪新象教授，也为了将汪新象教授的学术思想和临床经验传承下去，3 年来，课题组一直致力于汪新象教授学术思想、临床病案、教案、手稿的整理研究；先后整理了汪新象教授公开发表的学术论文、教案、手稿 10 余万字，临床病案 50 余本，近 70 余万字；时至今日，终于形成了"川派中医药名家系列丛书"之《汪新象》。

汪新象教授为原泸州医学院中医系创始人之一、泸州市首届十大名中医，曾任四川省首届十大名中医评审专家、四川省中医药学会理事、泸州市中医学会理事长等。16 岁跟师学习中医的他，在中医领域上下求索，半世沧桑。在汪新象教授的书房内有一大柜层层叠叠已经有些变黄的病案，这是这位老人行走于杏林，悬壶济世，救黎民万千的最好见证。其主研的以古蔺道地药材"赶黄草"为主的"肝苏冲剂"治疗肝病已名扬四海；其研发的"骨苓通痹丸"用于治疗古蔺县、叙永县流行的地方病——地氟病，荣获国家中医药管理局科技进步二等奖。汪新象教授先后主编、参编高等中医院校教材《中医学导论》(副主编)、《中医防病与养生》等。汪新象教授擅长中医教学及内科、妇科、儿科临床，对内科常见病、疑难病颇有建树。他还擅长从三焦辨治疑难杂病，尤其重视照顾中焦脾胃，善用经方或数个小方合为一个方辨证治病，每获良效。

　　本书精选了 20 世纪 70 年代至 2010 年期间汪新象教授发表的学术论文、教案、手稿，并汇总了汪新象教授的弟子研究其学术思想与临床经验的文章。文章中有研究教学法的，有探讨中医学理论基础的，有研究温病的治法及其与《伤寒论》之间关系的，有探讨伤寒六经实质的，有报告治疗慢性支气管炎之临床疗效的，有以现代科学看中医学科学性的，有论述中医学的特点及其前景的，等等。编者从生平简介、临床经验、学术思想、学术传承、论著提要等方面分类整理，希望通过这样的方式，较系统地反映汪新象教授从医 60 余载的学术思想和临床经验。

　　本课题得到四川省中医药管理局"川派中医药名家学术思想及临床经验研究"项目的立项与经费支持。在本书的编写过程中得到汪世强教授的指导，以及西南医科大学附属中医医院领导的大力支持，课题组成员亦为此付出了聪明才智和辛勤劳动。限于水平，书中未尽如人意之处，尚祈同道和读者不吝指正。

编者

2017 年 12 月 28 日

编写说明 ————————————————————————

1. 课题组在研究过程中整理了大量汪新象教授的手稿，其中很多文章是没有公开发表的。本书"教学研究""养生思想""诗词作品"部分文章均是汪新象教授以前未公开发表的手稿，很多学术思想仍有较强的临床指导意义，编者在编写过程中只是对文章编号做了处理，尽量保持文章原貌，供读者借鉴。

2.《有志岐黄数十秋》是汪新象教授 1985 年撰写的个人回忆录，详细记载了其学习中医、热爱中医的名老中医成才之路，编者将此文编入，希望对后学有所启发。

3. 本课题得到四川省中医药管理局"川派中医药名家学术思想及临床经验研究"课题的立项与经费支持。在本书的编写过程中，一直得到汪世强教授的指导，以及西南医科大学附属中医医院领导的大力支持，课题组成员亦为此付出了聪明才智和辛勤劳动，在此，一并表示感谢！

4. 西南医科大学附属中医医院院长杨思进教授在百忙中亲自为本书审稿，特此致谢！

目　录

生平简介

川派中医药名家系列丛书

汪新象

汪新象（1922—2010），四川古蔺人，原泸州医学院（现更名"西南医科大学"）教授。1922年2月出生在四川古蔺。七岁亡父，生活艰难。八岁发蒙，读了七年私塾，自幼习读诗文，曾背诵过"四书""五经"《幼学琼林》《五字纲鉴》《声律启蒙》和《古文观止》等古书。1939年，师从古蔺名医杨德生学习中医6年，前两年以认药、加工炮制中药配方为主，兼学《医学三字经》《汤头歌括》《药性赋》《伤寒金口诀》《春温三字诀》《痢症三字诀》《脉诀规正》《难经》《内经知要》等，并边抄边读边背诵。第三、四两年重点阅读《唐氏医书五种》(《中西汇通医经精义》《伤寒论浅注补正》《金匮要略浅注补正》《血证论》《本草问答》)《伤寒来苏集》《伤寒附翼》《医学心悟》《温病条辨》《温热经纬》《马张合注素问灵枢》《黄氏医书八种》《辨证奇闻》《医方集解》等，并每天随师临诊。第五、六两年，以独立应诊为主，进一步熟读上述医书和有关医学原著。1946年春在古蔺龙山镇开德仁堂悬壶济世；1952年起担任区县联合诊所主任、县卫生工作者协会主任、县人民代表、县人民委员会委员、县卫生科（局）副科长（副局长）等职；1959年任四川泸州医学专科学校中医教研组组长，1978年任泸州医学院中医系副主任、主任，1983年晋升副教授，1987年晋升中医内科教授。汪新象教授行医、从教60余年，擅长中医诊断治疗温病、肝病等，尤其擅长运用中医药提高肿瘤患者放疗、化疗效果，延长其生存时间，提高其生存质量。曾主持研究和参与临床观察"碎米柴片治疗慢性支气管炎""赶黄草和鸡姑片治疗肝炎""骨苓通痹丸治疗地氟病""脾胃苏口服液治疗厌食症"等省市科研课题，其中"骨苓通痹丸治疗地氟病"荣获国家中医药管理局科技进步二等奖。汪新象教授精通中医理论及四大经典，1957—1959年在四川省卫生干部学院学习两年，1960年在南京中医药大学进修学习温病专业，从事《中医基础知识》《中医诊断学》《中医方剂学》《中医妇科学》《内经辑要》《温病条辨》《温病学》《各家学说》课程的教学、临床及科研工作。汪新象教授长期坚持临床诊治患者，临床擅长注重整体、善抓主证，善用干姜、细辛、五味子治咳、喘、痰，处方用药轻灵纯正，补不碍邪，攻不伤正，不泥西医病名，重视西医诊断，诊治内科常见病、疑难杂病颇有建树，积累了丰富的临床经验。其临床处方用药的特点之一是数个小方合为一方，发挥其综合疗效，且善用古方加减化裁。其临床经验先后被收录入《名医名方录》《中国当代名医名方精选》《中国历代名医名方全书》《中国当代中医名人志》《中国当代科技名人成就大典》等。1991年被确定为全国老中医药专家学术经验继承指导老师。2007年被评为泸州市十大名中医。曾任泸州市首届中医学会理事长、市科协委员和四川省中医学会理事，《四川中医》《泸州医学院学报》编委等职务。撰写专著《中医防病与养生》（主编），参编《中医学导论》（副主编），公开发表学术论文50余篇。

　　汪老济世救人有着良好的医术，也有着高尚的医德医风，仁心仁术，以人为本，以德为根，一切从患者出发，重视医德修养。清代吴鞠通谓："天下万事莫不成于才，莫不统于德。无才故不足以成德，无德以统才，则才为跋扈之才，实足以败，断无可成。"有着良好的医德才能释疑解惑，医术高超，德技双馨。清·叶桂（叶天士）《临证指南医案·华序》中说："良医处世，不矜名，不计利，此其立德也；挽回造化，立起沉疴，此其立功也；阐发蕴奥，聿著方书，此其立言也。一艺而三善咸备，医道之有关于世，岂不重且大耶！"汪老身体力行，在他70多年的中医事业历程中，以立德、立功、立言贯穿于其中，是其"医为人道""以人为本"的体现，年近九旬仍怀仁心一颗，以仁术救人。有的人不理解，这么大年岁该休息，好好享福了，为何还要不辞辛苦去接诊患者？但这就是汪老以术救人的体现。多年来，他对每一位患者都是满腔热情接诊，对每一张处方都认真研究对待，对每一位学生抄录处方都亲自核对复查，对每一位求学者都毫不保留地传授知识。为人谦和，平易近人，践行中医"大医精诚"的医德规范，做到以德养性，以德养身，真德艺双馨也！

临床经验

川派中医药名家系列丛书

汪新象

医案

干姜、细辛、五味子合用治疗咳喘痰

干姜、细辛、五味子合用治疗痰饮咳嗽，源于汉·张仲景《金匮要略·痰饮咳嗽病脉证并治第十二》及《金匮要略·肺痿肺痈咳嗽上气病脉证并治第七》，其同用姜、辛、味的方剂有：小青龙汤、苓甘五味姜辛汤、桂苓五味甘草去桂加姜辛半夏汤、苓甘五味加姜辛半杏汤、苓甘五味加姜辛半枣大黄汤、射干麻黄汤、小青龙加石膏汤等，均体现了"病痰饮者，当以温药和之"的要旨。取其姜、辛之散，五味之收，相得益彰，以温肺化饮。汪老师其意而悟其奥，认为姜、辛、味三药一走一守，一表一里，一收一散，能使肺气开阖有度，饮邪去而咳喘平，在临床中视姜、辛、味三药为治疗各种咳喘痰之要药，广泛运用于各方剂中均取得满意疗效。现将其变通运用姜、辛、味之经验作一介绍。

1. 少阳证兼有肺寒气逆咳嗽

高某，女，56岁。1985年3月7日就诊。咳嗽已20天，夜间咳甚，吐清稀泡沫痰，恶寒发热，口干苦，胸胁胀闷，苔白润，脉弦。属郁火咳嗽，自拟郁火咳嗽方治疗。3月11日复诊，咳嗽大减，唯头额恶风，背心冷，下肢发热（自觉症状），微咳，舌正常，苔微黄，脉弦。原方去生姜，加炮姜10g，葛根20g，3剂而愈。

诊断：咳嗽。

辨证：郁火咳嗽。

治法：解郁散火，宣肺止咳。

处方：自拟郁火咳嗽方。

柴胡 12g	杏仁 10g	黄芩 10g	半夏 12g
细辛 6g	五味子 10g	生姜（或干姜）10g	甘草 6g

按语：张仲景在小柴胡汤之后，可"去人参、大枣、生姜，加五味子半升，干姜二两"。汪老在辨治时见其：寒热往来，口苦咽干目眩，胸胀闷，久咳不已，

痰白清稀或吐泡沫痰，夜咳甚，或口干，苔薄白，脉弦。辨证属郁火咳嗽。由感受寒邪，郁而化火生热，寒留热伏，正邪抗争而致，符合"久咳不已，三焦受之"，而以清解三焦郁火、温肺散寒为治，仿陈修园"兼郁火，小柴清，姜细味，一齐烹"之说，而在仲景之法上变通运用，自拟郁火咳嗽方，以解郁散火，宣肺止咳。

2. 脾肺气虚之痰饮咳嗽

晏某，女，60岁。1985年3月11日就诊。长期咳喘，现症：纳差、气短、疲乏，面容苍白少华，咳嗽少痰，吐清涎，舌淡嫩，苔白滑，脉沉细。属脾肺气虚，拟用六君子汤加姜、辛、味治疗。服3剂精神转佳，咳嗽大减，继以调补脾肺止咳治疗而愈。

诊断：咳嗽。

辨证：脾肺气虚。

治法：补益脾肺，温化寒饮。

处方：六君子汤加姜、辛、味。

党参 15g	茯苓 12g	半夏 12g	陈皮 10g
白术 12g	干姜 10g	细辛 6g	五味子 10g
砂仁 6g	淫羊藿 15g	杏仁 10g	

按语：对于年老体弱、久病咳喘之寒饮咳喘者，症见头昏重，倦怠肢软，气喘纳差，面少华，咳吐清稀泡沫痰，舌淡嫩，苔白润，脉弦滑者，治以补益脾肺，温化寒饮。方用六君子汤加姜、辛、味治疗。

3. 风寒咳嗽兼寒饮犯肺

杨某，男，57岁，1982年10月8日就诊。外感咳嗽已1周，微恶寒。一身不适，阵咳，吐清稀泡沫痰，夜咳甚，前服清热宣肺剂反而更甚，苔薄白湿润，脉浮紧。属凉燥郁肺，兼伏寒饮，拟用杏苏散加姜、辛、味。患者服3剂后于10月12日复诊，咳嗽已愈，唯身体还有不适，纳差，苔白润，拟六君子汤加味调治而愈。

诊断：咳嗽。

辨证：凉燥郁肺，兼伏寒饮。

治法：解表祛寒，宣肺化饮。

处方：杏苏散加姜、辛、味。

党参 15g	茯苓 12g	半夏 12g	陈皮 10g
白术 12g	干姜 10g	细辛 6g	五味子 10g
砂仁 6g	淫羊藿 15g	杏仁 10g	

按语：头微痛，恶寒无汗或有汗，咳吐泡沫清稀痰，鼻塞，舌苔白，脉弦滑，治以解表祛寒、宣肺化饮，方用杏苏散加姜、辛、味。以细辛助苏叶、前胡解表散邪止头痛，五味子助杏仁、桔梗利气敛肺止咳，干姜温脾阳以逐痰饮。治杏苏散证偏寒饮束肺者，较小青龙汤之重寒夹饮咳嗽为弱。

4. 脾肾阳虚喘咳

王某，女，60岁。1986年10月15日就诊。气紧咳累已数十年，现症：咳嗽气紧，吐白色泡沫痰，四肢冷，口干喜热饮，苔白滑，脉沉弦。西医诊断为慢性支气管炎、肺气肿、陈旧性胸膜炎。辨证属于脾肾阳虚、痰饮犯肺。拟用真武汤加细辛、五味子治疗，服3剂后咳嗽大减，四肢转温，守方继续服用。

诊断：咳嗽。

辨证：脾肾阳虚，痰饮犯肺。

治法：温补脾肾，化饮止咳。

处方：真武汤加细辛、五味子。

熟附片 15g^{先煎}	茯苓 12g	白术 12g	白芍 12g
干姜 10g	细辛 6g	五味子 10g	桂枝 10g
杏仁 10g			

按语：长期反复咳喘，畏寒肢冷，小便清长，咳吐清稀泡沫痰，动则喘甚，呼多吸少，苔白润，舌胖嫩有齿痕，脉沉细。治以温补脾肾、化饮止咳，方用真武汤加细辛、五味子治疗。

5. 痰热咳嗽兼寒饮

陈某，男，6岁，1982年12月18日就诊。咳嗽痰多清稀，气喘鼻塞，唇红，喉中痰鸣，小便淋沥，舌质红，苔黄腻而润，脉弦滑。属痰热壅肺，拟清热化痰、温肺涤饮治之，仿小青龙汤加石膏法用。患儿服2剂后咳喘大减，小便已不淋沥，舌尖红，苔薄黄，拟桑菊饮加味调治。

诊断：咳嗽。

辨证：痰热壅肺。

治法：清热化痰，温肺涤饮。

处方：小青龙汤加石膏。

麻黄 6g	杏仁 10g	石膏 15g	陈皮 6g
半夏 8g	茯苓 8g	瓜蒌 6g	黄芩 6g
炮姜 6g	细辛 3g	五味子 6g	

按语：咳喘不已，痰多黏滞，口干喜饮，胸脘痞闷，舌尖微红，苔厚腻，黄白相兼而润，脉弦滑。治疗以清热化痰、温肺涤饮，方用麻杏石甘合二陈汤加炮姜、细辛、五味子。

6. 肺寒气逆之痰饮咳嗽

王某，女，61岁，1982年12月18日就诊。咳嗽已半月，现症：夜间咳甚，吐清稀痰，咳时胸胁胀痛、口干，睡醒时舌干，舌质淡，苔微黄润，属肺寒痰饮咳嗽气逆，拟用四逆散合二陈汤加姜、辛、味治疗。二诊，服3剂后咳嗽减轻，胸胁胀痛已除，仍舌淡苔白润，拟六君子汤加姜、辛、味善后调治。

诊断：咳嗽。

辨证：肺寒痰饮之咳嗽气逆。

治法：疏肝解郁，温肺涤饮。

处方：四逆散合二陈汤加姜、辛、味。

柴胡 12g	白芍 12g	枳壳 10g	半夏 12g
陈皮 10g	茯苓 12g	干姜 10g	细辛 6g
五味子 10g	甘草 6g		

按语：咳喘，吐清稀痰，胸脘痞闷，两胁胀痛，心烦易怒，舌正苔白而润，脉弦。拟四逆散合二陈汤加干姜、细辛、五味子治疗。

7. 脾虚气陷之痰饮咳嗽

张某，女，45岁，1985年3月4日就诊。头昏，手脚冷，气短，咳嗽遗溺，心累，疲乏肢软，苔白润，脉濡细，辨属脾虚气陷之痰饮咳嗽，拟用补中益气汤加干姜、细辛、五味子治疗。服3剂咳嗽除，诸症减轻，精神转佳。

诊断：咳嗽。

辨证：脾虚气陷之痰饮咳嗽。

治法：补益中气，温肺涤饮。

处方：补中益气汤加姜、辛、味。

党参 15g	黄芪 30g	白术 12g	陈皮 10g
升麻 6g	柴胡 6g	当归 10g	干姜 10g
细辛 6g	五味子 10g	益智仁 12g	甘草 6g

按语： 咳嗽，吐清稀痰，头晕，面白少华，心累气短，疲乏肢软，纳差，咳时遗溺，舌淡嫩，苔薄白，脉弦细。治以补益中气、温肺涤饮，方用补中益气汤加姜、辛、味治疗。

汪老认为姜、辛、味三药治疗咳、喘、痰有显著疗效。三药配合有着深奥的妙意，虽分属于温里、解表、收敛药，但其性味都为辛温，归肺、脾、肾经，虽主治功效不尽相同，各有其偏重，但都有温肺化饮、敛咳止咳平喘之功。干姜辛散温通，能走能守，"走"以散寒为主，既能散中焦脾胃寒邪以温中散寒，又可散肺之寒邪以温肺化饮，还可散经络寒邪以温经散寒。"守"以固守中焦，温脾阳以振心阳，温脾阳以化水湿，水湿得化，饮邪自消，肺之寒饮也得消除。细辛辛散温通，芳香走窜，通彻表里上下，故能外散风寒，内化寒饮，善于止痛开窍。用于风寒在表者，可解表散寒；用于风寒在里者，善入阴分祛邪外出。温肺府则能化饮，以治寒饮咳喘，痰多清稀。五味子收敛肺气，止汗止咳喘，可收敛肺止咳之功。

汪老在辨治咳喘痰时审证求因，从肺、脾、肾、肝、胆、三焦等进行辨治，常加用姜、辛、味的方剂有郁火咳嗽方、六君子汤、杏苏散、真武汤、麻杏石甘汤合二陈汤、四逆散合二陈汤、补中益气汤等，善于领会仲景用方特点，变通运用姜、辛、味三药，其辨证要点为：夜咳甚，咳吐清稀痰或泡沫痰，舌白苔润或黄腻而润。抓住寒饮伏肺之病理特点，在临床辨治咳喘痰中，皆广泛应用姜、辛、味三药而取得满意疗效。

血管神经性偏头痛

王某，女，45 岁，2006 年 3 月 5 日初诊。自诉右侧偏头痛 1 年，加重 5 天。常因外感、情绪、劳累、睡眠不好等因素引发。经过治疗，其他症状消除后，仍头昏痛，时而阵发性、搏动性掣痛。发作 30 分钟至 1 小时不等，常吃止痛药，现服止痛药也无效，因有慢性胃炎，止痛药也不能再服。症见右侧偏头痛，自诉呈掣痛，牵扯右侧面部不适。伴头晕，不寐，舌淡红、微暗，苔薄白，脉弦。CT检查未见异常，TCD提示：椎 - 基底动脉供血不足。辨证属痰湿瘀阻，血络不通。拟用半解汤加味治疗。每日 1 剂，水煎服，3 剂。

3 月 8 日二诊：头痛明显减轻，偶有头晕不适，查舌苔白腻，脉濡。拟温胆汤加味以除痰去湿浊，巩固治疗。

诊断：血管神经性偏头痛。

辨证：痰湿瘀阻，血络不通。

治法：清利头目，通络止痛。

处方：半解汤加味。

赤芍 15g	白芷 15g	蔓荆子 12g	法半夏 12g
荆芥 12g	地龙 12g	白僵蚕 12g	当归 10g
川芎 10g	防风 10g	薄荷 10g	炙全蝎 10g
细辛 6g	甘草 6g		

按语：汪老在长期的临床实践中积累了丰富的经验。半解汤是其治疗血管神经性偏头痛的验方。半解汤方药组成：赤芍、白芷各 15g，蔓荆子、法半夏、荆芥、地龙各 12g，当归、川芎、防风、薄荷各 10g，细辛、甘草各 6g。每日 1 剂，水煎分 3 次服，7～10 天为 1 个疗程。

加减运用：头痛剧烈属于瘀血阻滞者加炙全蝎、白僵蚕、桃仁、红花；肝郁气滞加柴胡、枳实、香附；痰浊上扰加制天南星；肝阳上亢则加石决明、明天麻。

血管神经性偏头痛泛指颅内外血管舒缩功能障碍所致的一类头痛，是临床常见病、多发病，属中医头风、类脑风、偏头风等范畴。现代医学认为，血管舒缩功能失调，致痛物质释放是其发病的主要机制。中医认为本病多由于内伤，病性以虚为本，虚实夹杂。临证以肝经风火，肝阳上亢，瘀血阻络者居多。肝经风火，火盛伤阴，肝失濡养或肾水不足，水不涵木，导致肝肾阴亏，肝阳上亢，上扰清空；或因内伤导致气血逆乱，瘀阻经络，脑失所养而发头痛。半解汤方中川芎味辛、性温，入肝、胆经，具有行气开郁、祛风燥湿、活血止痛功能。药理研究显示，"川芎嗪具有扩张血管、抗血小板凝聚、抗血栓形成、减轻血管痉挛及改善微循环等作用，主要用于闭塞性脑血管疾病如脑供血不全、脑血栓形成、脑栓塞等，并取得良好疗效"。赤芍味苦、微寒，归肝经，具有清热凉血、散瘀止痛之功能，有抗凝和抗血栓及抗缺血性损伤的作用。当归补血活血止痛，能补血活血又善止痛，《本草纲目》谓其"治头痛、心腹诸痛"。荆芥、防风、白芷、蔓荆子、薄荷疏散风热，清利头目，渗湿解表，祛风止痛。细辛祛风散寒止痛，芳香气浓，性善走窜。半夏燥湿化痰，为治痰湿之要药，又可降逆以和胃。地龙可息风解痉、平喘通络利尿。诸药合用，共奏行气解郁、活血祛风、清利头目、通络止痛功效。本病采用辨证施治的方法治疗，起到标本同治的目的，临床报道对其近期和远期疗效都比较肯定。若辨证准确，用药得当，可获良效。该病发作急骤，患者痛苦较大，因而研发疗效快捷、服用方便、无毒副作用的中成药很有必要，有待进一步研究开发。

升阳除湿防风汤治疗杂病

升阳除湿防风汤为李东垣所制。《脾胃论·肠澼下血论》曰："如大便闭塞，或里急后重，数至圊而不能便，或有白脓或血，慎勿利之，利之则必致重病，反郁结而不通也。"汪老认为，本方所治泄泻，其基本病机是脾虚湿困。汪老对东垣立方之旨心领神会，见解深远，认为升阳除湿防风汤虽仅由五味药组成（苍术、白术、白芍、茯苓、防风），但其含义深刻，配伍精当。"苍术辛温燥烈，升清阳而开诸郁，故以为君；白术甘温，茯苓甘淡，佐之以健脾利湿；防风辛温胜湿而升阳，白芍酸寒敛阴而和脾也。"（《医方集解》）故全方有升阳除湿之功效。临床多用之治疗阳虚湿滞胃肠和大便不爽症。汪老宗东垣立方之旨，而不泥其证，善用本方治疗肝脾气机不畅、湿困脾阳之多种病症，用之得当，每收捷效。兹就汪老临床运用升阳除湿防风汤的经验，总结报告如下。

1. 慢性疲劳综合征（湿困脾阳证）

胥某，女，51岁，于1989年5月6日初诊。患者自诉：反复全身困倦乏力，头昏嗜卧1年余，伴纳呆、面浮。曾做血常规、尿常规、肝肾功能、乙肝标志物检查及监测血压等，均无异常发现。曾服中药真武汤、五苓散加减未效，遂请汪老诊治。症如上述，尚伴注意力不能集中，健忘，嗜卧而难入睡，身体困倦，虽经休息其精神仍不能恢复。二便调畅，舌淡，苔白腻，脉沉细。西医诊断为慢性疲劳综合征。综合脉症，属中医之湿困脾阳证，即沉困证。故以升阳除湿防风汤加味，以除湿升阳、补养脾胃。水煎服，日服 1 剂。服药 8 剂后诸症悉除。随访 6 个月未见复发。

　　诊断：慢性疲劳综合征。

　　辨证：湿困脾阳。

　　治法：除湿升阳，补养脾胃。

　　处方：升阳除湿防风汤加味。

<table>
<tr><td>苍术 15g</td><td>白术 10g</td><td>白芍 10g</td><td>茯苓 15g</td></tr>
<tr><td>防风 12g</td><td>党参 15g</td><td>黄芪 30g</td><td>苏叶 10g</td></tr>
<tr><td>甘草 6g</td><td></td><td></td><td></td></tr>
</table>

　　按语： 凡症见头昏或闷重，体倦乏力，肢体重着，嗜睡而少寐，口不干，脘腹胀满，纳呆，便溏不爽，或白带增多，舌胖嫩，苔白腻或黄腻，脉弦滑或沉细缓，西医查无器质性病变，因其以全身沉困不适为主要表现，故汪老名之"沉困证"。本病春夏季节多见，春季发病称"春困"，夏季发病为"夏困"。

2. 功能性水肿（脾虚湿困证）

　　张某，男，43 岁。自诉双下肢水肿 4 个月余，多次尿常规、肾功能和腹部 B 超检查均正常，曾用中西药治疗不效。于 1992 年 5 月 12 日请汪老诊治。症见双下肢轻中度凹陷性水肿，颜面浮肿，身重腰痛，头昏体倦，面色晦暗，多梦易醒，纳食不振，二便畅，舌瘀暗，苔白腻，脉弦细弱。西医诊断为功能性水肿。综合脉症，中医诊断为水肿，证属脾虚湿困，肺、脾、肾功能失调。以升阳除湿，调理肺、脾、肾功能为治，投以升阳除湿防风汤化裁。水煎服，日服 1 剂。5 月 19 日复诊，患者服药 6 剂后，水肿已基本消退，唯多梦，腰酸痛，腹胀，纳食不馨，舌脉如前。宜守方去丹参、川芎，加淫羊藿 15g，泽泻 15g。再服 6 剂，后以六君子汤加味而收功。

　　诊断：功能性水肿。

　　辨证：脾虚湿困。

　　治法：升阳除湿，调理肺、脾、肾功能。

　　处方：升阳除湿防风汤化裁。

<table>
<tr><td>苍术 15g</td><td>白术 12g</td><td>白芍 15g</td><td>茯苓 15g</td></tr>
<tr><td>防风 12g</td><td>党参 15g</td><td>黄芪 30g</td><td>薏苡仁 30g</td></tr>
</table>

丹参 20g   川芎 10g   甘草 6g

按语： 据中医理论，肺主气，合皮毛，通调水道，下输膀胱；脾主运化水湿，输布津液；肾合膀胱，蒸化水液。汪老认为，本例脾虚湿困，土不制水在先，继则肺、脾、肾俱病，三者功能失常，水液不归正化，发为水肿诸疾。"诸湿肿满，皆属于脾。"（《素问·至真要大论》）《丹溪心法》云："水肿，因脾虚不能制水，水渍妄行，当以参术补脾，使脾气得实，则自健运，自能升降。运动其枢机，则水自行。"故用党参、黄芪、白术、茯苓、薏苡仁健脾益气以化湿，补土制水。然肺、脾、肾俱病，故以参、芪补上焦肺气，以助通调水道；白术、薏苡仁、茯苓健中焦脾气以渗里湿；苍术、防风升阳疏邪而祛表湿；淫羊藿、泽泻温肾利膀胱，为其水湿寻求出路。诸药合之，有调三焦、理水道、升阳化、利水湿之功，故而获效。

3. 盆腔炎（脾虚湿陷证）

张某，女，44岁，1989年3月12日就诊。患者白带增多近1年，曾经妇科检查未发现器质性病变，妇科B超提示盆腔炎，经治迁延不愈。诊见：白带量多，质稠无臭，连绵不断，伴面色㿠白，头昏倦怠，身痛肢冷，心悸少气，食少便溏。舌淡，苔白腻，脉象细弱。乃脾虚湿陷，伤及任、带二脉之候，属中医学之带下病。治当健脾益气、升阳除湿，拟升阳除湿防风汤加减。3月19日复诊，服药7剂后，患者带下量减，精神转佳，四肢变温，纳食增进，大便始调。头昏身痛、心悸少气等症已除。舌淡，苔白，脉渐有力。效不更方，续进6剂，余症均愈。

诊断：盆腔炎。

辨证：脾虚湿陷。

治法：健脾益气，升阳除湿。

处方：升阳除湿防风汤加减。

苍术 15g   白术 12g   白芍 15g   茯苓 15g

防风 12g   黄柏 12g   牛膝 12g   薏苡仁 30g

泽泻 15g   党参 20g   黄芪 30g   甘草 6g

按语：《傅青主女科》曰："夫带下俱是湿症。"汪老认为，本例脾气虚弱，不运水湿，湿陷下焦，发为本病。故用党参、黄芪健脾益气治其本，以升阳除湿防风汤升举其陷下之阳气，兼以除湿，配以薏苡仁、泽泻、黄柏渗湿泄浊，牛膝引药下行，且白芍、防风开解肝郁。合而用之，脾健肝调湿化，带下可愈。如缪仲淳云："白带多是脾虚，肝气郁则脾受伤，脾伤则湿土之气下陷，是脾精不守，不能输为荣血，而下白滑之物，皆由肝木郁于地中使然，法当开提肝气，补助脾元，盖以白带多属气虚，故健脾补气要法也。"张山雷亦云："则东垣之所谓清阳下陷，果属气陷，参芪补中，而少少升清，亦当易治。"本案例法本于此，药证相符，故收捷效。

4. 神经官能症（肝郁脾湿证）

周某，男，40岁。自诉睁眼困难2个月，曾住院检查无器质性疾病，诊为神经官能症，按西医正规治疗无效。选服中药温胆汤、越鞠丸类收效甚微，于1992年8月10日请汪老诊治。症见患者睁眼困难，努力睁眼时感胸闷、憋气感，自觉需摆脱牵扯颈部肌肉眼睛才能睁开，睁眼后或闭眼时胸闷等症状消失，伴肢软乏力，嗜卧难寐，时时便溏不爽。舌淡，苔白腻少津，脉弦细。乃肝郁脾湿，经脉不利，属中医之郁证。治当疏肝解郁、健脾除湿。方选升阳除湿防风汤合越鞠丸。服药1周，症状减轻。效不更方，续用1周而愈。

诊断：神经官能症。

辨证：肝郁脾湿证。

治法：疏肝解郁，健脾除湿。

处方：升阳除湿防风汤合越鞠丸。

苍术 15g	白术 12g	白芍 15g	茯苓 15g
防风 12g	川芎 15g	香附 12g	栀子 12g
神曲 15g			

按语："气为百病之长""一有怫郁，百病丛生"（《素问·六节藏象论》）。汪老认为，肝郁，则肝之疏泄失常，气血运行迟滞，经脉失养；脾湿（脾虚湿胜），则湿邪泛滥，留滞经脉。二者均可导致眼部经脉不利，失于气血濡养，眼肌功能失常，而见睁眼困难症状，乃气郁、湿郁为患；而胸闷、肢软乏力、嗜卧难寐、便溏不爽，亦为肝郁脾湿之见症。本案临证若独疏肝或（化痰）除湿，则难取效。

汪老指出，肝主疏泄而调畅全身气机，推动血液正常运行；脾主运化而为气血生化之源。肝之疏泄正常，则脾运健旺；若肝失疏泄，则全身气机失畅，中焦气机随之不利，体内水湿停聚，为痰为饮，湿邪横溢而发为沉困证。若肝脾气机疏畅，则全身气机畅利，血不瘀，水不停，火不郁，痰不生而运化不息。"肝脾和调"，肝脾气机升降正常，气血运行无阻，人体脏腑、四肢百骸得以滋养，功能协调，则身体安和。

　　肝脾气机升降失常，导致脾失健运，寒湿内生，湿困脾阳。然湿之所得，不外两端：①感受外湿。气候潮湿、居处卑湿、冒雨涉水、衣着湿冷等，突然感湿太盛，超过脾运，则湿从外入。②湿从内生。"其人膏粱酒醴过度，或嗜饮茶汤太多，或多食生冷瓜果及甜腻之物。"（《临证指南医案》），饮食不节，饥饱无度；情志不遂，木不疏土，或疏土太过，致肝克脾土，均能导致肝脾及脾胃气机升降失常，运化失司，湿浊内生。湿属阴邪，其性重浊黏滞，易于下趋，易伤阳气，阻遏气机。湿邪之致病可内侵脏腑，外泛肌肤，上渍五官七窍，下浸前后二阴。"湿邪为病最多，不能尽述也。"（《医源记略》）湿邪中阻，脾胃气机升降失常，运化失职，转运不利，可见纳呆或纳食不馨，脘痞腹胀，便溏或不爽等；湿浊壅遏于上，清阳不能伸展，可见头昏或昏重如裹，嗜卧难寐；湿留下焦，可见带下病；湿泛肌肤，可见水肿；湿留肢体，或湿邪困脾，脾不运化精微于周身，可见身体困倦，易疲乏力，肢体沉重或沉困不适；舌淡，或舌胖边有齿印（痕），苔白或白腻，脉濡滑，乃湿邪为患之征象。

　　汪老认为临床运用本方，要抓住"脾虚湿困"的病因病机，并掌握其临床指征：①头昏或昏重如裹，嗜卧难寐，体倦易疲，肢体困重，不耐劳力等，即以全身沉困不适为主要表现的"沉困证"症状；②舌淡或胖嫩，苔白或白腻；③脉细滑、濡缓或濡滑。汪老认为，脾虚湿困或湿困脾阳，与脾阳虚衰者不同，若投温中补虚之理中汤，势必碍湿滞脾；若误为脾胃气虚，妄用健脾补益之品，虚实不辨，治不得法，必然收效甚微。因此，只要抓住运用升阳除湿防风汤的病因病机及临床指征，结合证情，随证化裁，可移治众病：①兼肝郁，加柴胡、枳壳、香附；②兼气虚，加人参、黄芪；③兼湿陷带下，加黄柏、薏苡仁、怀山药、黄芪、泽泻、陈皮；④兼寒湿腰痛，加杜仲、干姜、淫羊藿、菟丝子、桑寄生；⑤兼泄泻，加桂枝、泽泻、猪苓、车前子；⑥兼心气阴不足之心悸，合生脉散，加丹参、川芎；⑦兼气、血、痰、火、湿、食诸郁，合越鞠丸；⑧兼寒湿痹阻之痹证，合黄芪桂枝五物汤，加羌活、独活、细辛；⑨兼虚烦不眠，合酸枣仁汤。

癌症术后的中医调理

汪老擅长肿瘤患者术后及放化疗后中医扶正固本、疏肝治疗，强调"未病先防，既病防变"，临床辨证论治尤其重视疏肝理气，遣方用药多轻灵平正而奏捷效。现结合癌症病因病机，将其对癌症术后及放化疗后的中医调理特色经验整理介绍如下。

一、对病因病机的认识

肿瘤是发生于五脏六腑、四肢百骸的一类恶性疾病，是一个相对较长时间的过程，多由于正气内虚，感受邪毒，情志怫郁，饮食损伤，宿有旧疾等因素，使脏腑功能失调，气血津液运行失常，产生气滞、血瘀、痰凝、湿浊、热毒等病理变化，蕴结于脏腑，相互搏结，日久积滞而成有形肿块的一类恶性疾病。中医有"怪病多痰""久病多瘀"的观点。《丹溪心法·痰》云："凡人身上中下有块者，多是痰。"因此痰凝、气滞血瘀、热毒壅聚是肿瘤发生的重要机制。癌症患者往往病程较长，正气渐亏，经手术、放疗、化疗等治疗后，一方面邪气渐减，但仍有残存癌毒蛰伏体内，蓄留而不去，称余毒、伏邪；另一方面正气损伤，表现为邪恋正虚，故其治疗以攻邪、扶正、培本为目的。汪老认为该类患者病理上邪恋正虚，同时辨证时要考虑到患者的情志因素，因患者大多存在焦虑、忧伤的消极心理，导致肝失疏泄，气机不畅，加重本已存在的气滞，因此只有将扶正、祛邪、怡情巧妙结合，做到"攻邪不伤正，补正不碍邪"，让患者保持心情舒畅，才能取得最佳疗效。

二、理法方药

汪老认为，根据肿瘤术后及放化疗后的病理特点：肝郁气滞、血瘀、痰凝、湿阻、正虚等病理变化，气滞是一切瘀滞的先导和基础，故理气解郁应是治疗痰湿的基本法则。肿块的形成是一个渐进的过程，消除肿块也只能用缓消渐磨的"消"法——软坚散结，攻补兼施，祛邪扶正。因此应疏肝解郁，健脾化湿，软坚散结，扶助正气。他通过准确辨证，以四二消扶正方（四逆散、二陈汤、消瘰丸、玉屏风散）化裁进行调理，基本药物组成：柴胡、白芍、枳壳、陈皮、法半夏、茯苓、玄参、牡蛎、浙贝母、黄芪、防风、白术、甘草。方中柴胡能疏肝解郁，升肝脾清气，达阳于表，透邪外出；枳壳行气消滞，降胆胃浊气，二者一升一降，疏肝散结，使中焦安泰，六腑通调。白芍柔肝敛阴，行于血分，与柴胡之疏散行于气分搭配，散敛气血，使气血流畅，五脏安藏。甘草和中益气，与白芍相伍缓急止痛。四药相配，使气机条达，三焦畅通，脏腑气血安和。四逆散从《伤寒论》整书原意以及柴胡的主要作用来看，总体上此方以祛邪为主，扶正为辅，用于祛除入里之外邪。《黄帝内经》云："肝主疏泄。"肝失疏泄，则人体枢机不利，在临床上凡是遇到以肝郁气滞为主因的许多病证，均可用此方。故此处用该方疏肝解郁，缓解癌症患者紧张抑郁的情绪。二陈汤方中半夏、陈皮燥湿化痰，使痰湿得化，气血流畅，经络通畅；茯苓健脾化痰，脾气健运，水湿运化有节则截痰源；消瘰丸中浙贝母清热化痰散结，牡蛎软坚散结，佐以玄参滋阴养液、清热解毒。诸方合用，共奏理气解郁、清热化痰、软坚散结作用。人身气血以调和为顺，情志因素是肿瘤发生的重要因素之一，"百病皆生于气""忧郁气结而生痰"，只有气行、气机通畅，才能血行、痰化、湿散、块消。因此四二消扶正方缓解肿瘤术后患者紧张抑郁情绪，健脾化痰，以化无形之痰，软坚散结以化有形之痰，再加用黄芪、白术以益气扶正，在加强机体抗御和驱逐病邪能力的同时补养正气，因此具有抗癌及固正的双重作用。当正气耗散殆尽时，癌毒就会进一步加剧转移，正气足则邪不易侵；祛邪则是消除邪气的侵犯、干扰及对正气的损伤，以保证正气的恢复，邪去则正自安。正所谓"正气存内，邪不可干；邪之所凑，其气必虚"。(《黄帝内经》)从现代药理学研究，该方有着良好的免疫调节作用，能够特异性或非特异性地增强机体的免疫力。机体免疫力的提高使机体的抗病力和机体承受化疗反应能力增强，从而使抗癌药物更充分发挥作用，达到预期的目的。

三、典型病例

冯某，女，50岁，于2007年12月做直肠癌切除术，经化疗7次后，2008年3月18日初诊。症见气短息微，体倦乏力，面色少华，大便质稀色黑，每日20余次，夹有黏液，纳差，舌质黯，苔厚微黄，脉沉弦。患有2型糖尿病3年余。患者因直肠癌切除术，化疗7次后正气渐虚，正虚则气不上升，故气短息微，脾气虚，脾气不运化则纳差，脾不升清而致大便稀，且次数明显增多，舌质暗说明久病有瘀，苔厚是脾虚不运化水湿，苔微黄是痰湿内蕴化热，脉弦属肝，是气滞的表现。辨证属脾气亏虚，痰结热蕴，气滞血瘀。治以健脾化痰，清热散结，理气活血。予以四二消扶正方加减，每诊5剂，至三诊时，纳差好转，气短乏力好转，大便次数较初诊明显减少，每日7次，大便稀色黄。予以上方加山楂、神曲。至五诊时，精神大振，饮食好转，面色转红，气短、体倦明显好转，每日大便3次，大便溏、色黄，舌红苔微黄，脉沉弦细。上方去山楂、神曲，加薏苡仁，继续调理，并随访。

诊断：直肠癌切除术后。

辨证：脾气亏虚，痰结热蕴，气滞血瘀。

治法：健脾化痰，清热散结，理气活血。

处方：四二消扶正方加减。

柴胡12g	白芍12g	枳壳12g	浙贝母12g
白术12g	陈皮12g	茯苓12g	法半夏10g
甘草6g	升麻10g	葛根30g	黄芪30g
黄连6g	牡蛎20g	丹参15g	广木香10g

按语：目前，对于中晚期癌症手术、放化疗后的患者，已逐步转向以中医治疗为主体，中医药治疗肿瘤的优势和特色已愈来愈明显和突出。在我国，用中医药治疗肿瘤已成为不可缺少的重要方法之一。

经临床观察，运用四二消扶正方对癌症患者手术、放化疗后进行中医调理，既能在一定程度上减轻癌症患者的各种症状和体征，提高患者的免疫功能，提高癌症患者的生存质量，减轻手术、放化疗的毒副反应，又可有效地解除患者的思想负担、焦虑情绪，从而使其情志条达，心身和谐，达到治病的作用，并使患者恢复康复的希望和信心，这样治病，"治人"又"治心"。古人云："气血冲和，百病不生，一有怫郁，诸病生焉。"情怀不畅，肝郁气滞，则心腹胃肠气结，三焦道路不通，阳气不能宣达，人体气机升降出入失常，便会滋生多种疾病。如果只是用药治病，不会用心"调神"，则难以获得理想效果。

消水圣愈汤治疗杂病

消水圣愈汤出自清·陈修园《时方妙用》，由天雄、牡桂、细辛、麻黄、生姜、大枣、知母、甘草所组成。功用为温肾助阳、化气行水、散寒通经。汪老在运用该方时常加入大剂量黄芪，以补气固表，治疗脾肾阳虚、肺卫功能不固所致的畏寒肢冷、动则多汗等证往往应手取效。现将其治疗虚寒咳喘证、暑天寒咳证、逢寒则肿证三则介绍于下。

1. 虚寒咳喘

罗某，男，35岁，工人。初诊：1983年6月15日。患者素体差，易感冒，长期背心冷。患慢性支气管炎已20余年，近4年咳喘加重。1983年3月以来，因支扩咯血和肺炎两次住院治疗，体温常在38~39℃，咳吐稠痰，气促，经某医院静脉滴注红霉素、庆大霉素及服苦寒类中药，体温降至正常，咳减痰少，继而体弱，出现畏寒特甚、纳呆、厌油、多汗。久治无好转而于6月6日以"慢性支气管炎"收入附院中医科治疗。入院见形体羸瘦，慢性病容，郁郁不乐，面色少华，畏寒甚，四肢不温，在炎热时令仍着三件毛衣和毛裤，加其他衣物达7件之多。纳差厌油，时恶心欲呕，胸闷，咳痰少，口干喜热饮，汗多常湿透内衣，舌尖红，边有齿痕，苔黄腻，右脉弦滑，左脉沉弦。查：体温36.8℃，脉搏80次/分，呼吸20次/分，血压108/80mmHg，胸廓略呈桶状，双肺叩诊高清音，双肺可闻中小湿啰音，右肺底可闻干啰音。X线胸透：肺野透明度高，横膈低平，为慢性支气管炎、肺气肿，未见感染征。血常规：白细胞8×10^9/L，血红蛋白111g/L，多核白细胞0.52，淋巴细胞0.34，嗜酸性粒细胞0.12，单核细胞0.01。中医辨证为外邪束肺，肺失肃降，邪郁化热，痰热阻肺。投以芩连温胆汤合小柴胡汤加肉桂、干姜，共7剂。全身畏寒，衣被不减，汗出，动则更甚，舌红苔白微黄，脉沉细。6月13日改用平胃散合苓桂术甘汤加党参、炙甘草、龙骨、牡蛎治疗，3剂。久治罔效，于1983年6月15日邀汪老诊治。汪老诊后认为：患者舌红但嫩，苔黄而有津液，脉象沉细，结合其畏寒极甚、四肢不温的临床表现，辨证乃属脾肾阳虚、肺卫不固所致。治宜补益脾肾，温阳化气，宣发肺气，协调三焦气机。

处方：桂枝10g　　　干姜10g　　　大枣10枚　　　麻黄10g^先煎去沫

　　　　细辛6g　　　　附子15g^先煎　　　知母12g　　　甘草6g

　　　　黄芪25g

服药3剂，大有好转，畏寒减轻，穿衣减少，不甚厌油，有意行走，汗也不多。令其原方再服7剂，穿衣已如常人，患者十分欣喜，行走微出汗，仍喜热饮，纳差，在夜寐中时觉有冷气自胸中注至脚心，舌有齿痕，苔薄白而润，脉沉细。治宜调补脾肺，以增强卫外功能，拟六君子汤合玉屏风散加百合、知母治疗，6剂而愈。于7月2日出院。

2. 暑天寒咳

陈某，女，39岁，干部。初诊：1987年8月22日。患者于就诊前1个月始出现发热、汗出恶风、咳嗽、吐泡沫痰等症，经口服银翘解毒丸、感冒清及肌内注射青霉素、庆大霉素等治疗，上症渐除，继而出现怯冷、汗出、咳嗽少痰等。8月22日以阵咳、喉痒无痰、寒热往来、动则汗出甚、目眩、舌胖、苔白腻而润、脉弦细而前来就诊。辨证按郁火咳嗽治疗，投以柴胡、黄芩、半夏、细辛、五味子、炮姜、枳壳、杏仁、甘草、苏叶、桔梗治疗，3剂。

服药后于9月5日二诊，咳嗽大减，而以畏寒甚，从背心发自四肢，汗多，行走后常汗湿内衣，咳嗽少痰，头昏闷，四肢软，口干喜热饮，舌淡红，苔薄白而润，脉沉弦。辨证属脾肾阳虚，肺卫不固，拟用：

| 桂枝 10g | 干姜 10g | 麻黄 10g | 细辛 6g |
| 甘草 6g | 大枣 10 枚 | 附片 15g^{先煎} | 知母 10g |

9月11日三诊：服上方4剂后，自觉诸症减轻，畏寒已不甚，汗减微咳，仍怕冷，动则汗出，舌红嫩，苔微黄而润，拟上方加白芍12g、黄芩25g，再服5剂。

9月16日四诊：大汗已止，背心冷、喉痒、咳嗽无痰、喘息，舌嫩，苔薄白而润，脉沉细，拟小青龙汤加杏仁治之。

9月20日五诊：服药后基本痊愈，但停药后则有冷气从内向外发出之感，上身、背心明显，下午则甚，微咳，舌嫩苔薄白脉沉细。拟以六君子汤加黄芪、炮姜、细辛、五味子治疗，5剂而愈。

3. 逢寒则肿

朱某，男，42岁，干部。初诊：1981年12月18日。7年来，患者每于冬季身体外露部即手、脚、面部逢寒则肿（遇冷风、冷水，或乘车触碰钢扶手），先痒后肿，肤色无变化，若变换环境后约两小时则肿胀消失，否则继续肿。胃纳、二便均正常，经各项检查无异常改变。曾用中西药治疗未能奏效。就诊时见：面部微肿，双手均轻度水肿，舌质淡，边有齿痕，苔微黄而润，脉沉细。此乃脾肾阳虚，外卫功能不足。拟补脾肾之阳，宣发卫外之肺气为治。

处方：桂枝 12g   麻黄 10g   附子 15g^{先煎}   知母 12g

　　甘草 6g　　　　　细辛 6g　　　　　大枣 10 枚　　　生姜 3 片

　　二诊：服 4 剂后脉证无明显变化，拟原方加黄芪 50g，7 剂。

　　三诊：服上方 7 剂后病情大减，乘公共汽车时触摸扶手已不如前肿。再拟前方服 10 剂。

　　四诊：服 10 剂后大为好转，遇冷风、冷水也不肿了。但多接触冷水，5 分钟后有冒热气而出现轻微水肿之象。观其面和双手，皮肤清晰可见，舌正，苔微黄而润，脉沉细，再继服 10 剂而痊愈，随访 1 年未见复发。

　　按语： 消水圣愈汤为清·陈修园《时方妙用》所载，即由《金匮要略·水气病脉证并治篇》"中桂枝去芍药合麻黄细辛附子汤加知母而成，为温肾助阳、宣肺行水、暖脾祛湿、散寒通经之剂。

　　例 1 虚寒咳喘例，素患痰饮，致脾肾肺虚，卫外不固而易感外邪，久则伤肺络而咯血，咯血则血虚，血虚则气耗，更加重了脾肾阳虚，因而在夏季仍极度畏寒，四肢逆冷，多汗纳差。由于患者曾两次大咯血，加之舌红、苔黄腻，故曾作肺燥阴伤，屡投寒凉滋腻之品，更伤脾阳，饮食大减，生化无源，脾不养先天则加重肾阳虚衰，脾土不能生肺金，肺卫外不固。本方脾、肺、肾共治，尤妙在麻黄宣肺，使姜、桂、附之辛热达表，协调三焦气机，扶正以祛邪。

　　例 2 暑天寒咳例，素体阳虚，感受风寒，而用苦寒之品更伤脾肾之阳，致肺之卫外不固，出现暑天仍畏寒、肢冷、自汗出，用本方协调肺、脾、肾功能，故服后寒咳消而汗出止。

　　例 3 逢寒则肿例，《素问·阴阳应象大论》云"寒胜则浮"。本例患者逢寒则肿乃脾肾阳虚，卫外之阳气又被寒气郁阻，运行不畅之故，其先痒后肿乃为明证也。本方以附、草、枣补其真阳，麻黄宣其滞气，桂、辛、姜散其阴凝，又重用黄芪固表御寒外侵，故多年顽疾得愈。

　　方中用生姜、大枣、甘草甘温扶中，补益脾阳；桂枝、附子辛热温里，大补肾阳，尤妙在麻黄细辛附子汤发表温经，表里双解，驱散表寒，泄逐里寒。加知母，滋阴清火利小便，以防大队辛热药灼津耗液，作为反佐；汪老再加黄芪补气固表敛汗，防麻、辛、桂之过汗而伤液。诸药合用，共奏温阳、固表、扶正祛邪之功，故收良效。

四合汤治疗胃病

成某，男，55 岁，2000 年 1 月 11 日初诊。患慢性胃炎多年，曾因糜烂性胃炎住院治疗。诊见：脘痞隐痛，腹胀嗳气，纳差，心烦易怒，微恶寒，苔白润，脉弦数。证属肝郁气滞。方用疏越四合汤 7 剂，每日 1 剂，水煎服。

1 月 18 日二诊：脘腹胀痛大减，嗳气已除，唯纳少寐差，大便两天一次，时有腹胀。守方去苍术、紫苏叶，加酸枣仁 15g，知母 10g，茯苓 12g，7 剂，两日服 1 剂。

2 月 16 日三诊：症状已基本消除，唯时有体倦，食纳欠香，舌脉正常，拟四逆、异功合方，加当归、黄芪、广木香、砂仁、神曲，以疏肝理脾、调和胃气善后。随访半年未复发。

诊断：糜烂性胃炎。

辨证：肝郁气滞。

治法：疏肝理脾，调和胃气。

处方：疏越四合汤。

柴胡 12g	苍术 12g	栀子 12g	香附 12g
紫苏叶 12g	厚朴 12g	白芍 15g	神曲 15g
枳壳 10g	川芎 10g	陈皮 10g	甘草 6g

尿路结石

余某，男，46 岁，2005 年 6 月 23 日初诊。腰痛伴尿频、尿血、尿痛 4 年余。经某附属医院腹部平片及 B 超检查示：左侧输尿管上段有 1.2cm×0.9cm 大小结石。因患者不愿手术治疗而求汪老诊治。症见腰胀痛，小便赤痛，患者素嗜烟酒，面色晦黯，舌质胖嫩，边有齿痕，苔黄厚腻，脉弦细。辨证属脾肺气虚，运化通调不利，湿热蕴阻下焦。遂用五淋汤加味治疗，每日 1 剂，水煎服。并用党参 15g，黄芪 30g，煎水吞服鸡甲散，每日 2 次，每次 3g，15 天为 1 个疗程。经治疗 2 个疗程，患者突感尿道剧痛，小便点滴不通，数小时后排出 1 枚 1cm×0.8cm 大小、桑椹样黄褐色结石，病告痊愈。

诊断：尿路结石。

辨证：脾肺气虚，运化不利，湿热蕴阻下焦。

治法：健脾补肺，利水通淋排石，攻坚散瘀通经。

处方：五淋汤加味。

当归 10g	木通 10g	赤芍 15g	茯苓 15g
山栀子 12g	海金沙 12g	甘草 6g	金钱草 30g
石韦 20g	滑石 20g		

按语： 汪老针对结石患者正气不足，导致湿热下注而成尿路结石的病机，采用攻补兼施法，攻邪而不伤正，扶正而不留邪，用五淋汤加味治疗每收良效，其具体方法如下。

（1）五淋汤：基本方为赤茯苓、栀子各12g，白芍15g，当归10g，甘草6g（《太平惠民和剂局方》），具有清热凉血、利水通淋的功用，可统治五种淋病，即石淋、气淋、膏淋、劳淋、热淋。汪老根据患者临床症状辨证加药：湿热郁积型，症见尿路结石共同症状外，伴口干苦、小便黄或赤、舌苔黄微腻、脉濡滑，加石韦、黄柏各12g，金钱草、薏苡仁各30g，海金沙、车前子各15g，木通10g，甘草6g。肝郁气滞型，症见尿路结石共同症状外，伴两胁胀、心烦、眠差、舌苔薄白、脉弦，加柴胡、香附、海金沙各12g，枳壳、郁金、川芎各10g，石韦15g，金钱草30g，甘草6g。气虚血瘀型，症见尿路结石共同症状外，伴面色少华、短气、疲乏、肢软、舌淡、苔白黯、脉沉细，加党参、石韦各15g，黄芪30g，白术、茯苓各12g，陈皮、三棱、莪术各10g，甘草6g。肾气虚型，症见尿路结石共同症状外，伴腰膝酸软、五心烦热、耳鸣、舌苔薄黄或薄白、脉沉细，加石韦、山茱萸、菟丝子、女贞子各15g，海金沙、黄柏各12g，甘草6g。根据临床辨证，总以五淋汤为基本方加味辨治，每日1剂，水煎服。

（2）参芪汤：在辨证服用五淋汤治疗的同时，汪老配合用参芪汤（党参15g，黄芪50g）煎汤吞服鸡甲散［汪老自拟方，由煅鸡内金、炮山甲（代）、芒硝3味药物组成，三药等量，共为细末，搅拌均匀，装瓶备用］。每日早晚用参芪汤吞服鸡甲散2次，每次3g，15日为1个疗程。

尿路结石属中医淋证之石淋。《中藏经》云："砂淋者，腹脐中隐痛，小便难，其痛不可忍，须臾，从小便中下如砂石之类。"乃"虚伤真气，邪热渐强，结聚而成砂。又如以水煮盐，火大水少，盐渐成石之类。""非一时而作也，盖远久乃发，成即五岁，败即三年，壮人五载，祸必至矣。宜乎急攻。八淋之中，唯此最危。"隋·巢元方《诸病源候论》曰："石淋者，肾主水，水结则化为石，故肾客砂石，肾虚为热所乘。"阐述石淋之病因病机而归结于肾虚湿热下注。汪老根据多年临床经验，辨证运用五淋汤利水通淋排石，并据虚伤真气而用参芪汤补脾肺之气，健脾而气血有源，以后天补先天，真气从之，加强运化水湿功能；补肺则肃降、通调水道有力，从而促使结石从小便而去。再加服鸡甲散，取穿山甲（代）攻坚散瘀通经；鸡内金通淋化石；芒硝荡涤燥结，软坚泻火。经多年临床实践，多数患者服药 1～2 个疗程可排出大小不等的结石，取得满意疗效。

肝郁血虚发热

曾某，女，54 岁。自觉白天背部发热，夜间全身发热，烦闷不安已半年余。前医曾以疏肝解郁、和解少阳或甘温除热等法治疗未效。于 1983 年 3 月 3 日前来就诊。现症：患者面容少华，形体消瘦，情绪焦急。白天背部发热，夜间全身发热，烦闷不安，难以入睡，食欲尚可，二便正常。查其舌质瘀暗，苔薄白，脉沉弦。辨证属肝郁血虚，瘀血凝滞，缠绵难愈，郁而化热。拟活血逐瘀，疏肝理气治疗。

诊断：尿路结石。

辨证：肝郁血虚，瘀血凝滞，缠绵难愈，郁而化热。

治法：活血逐瘀，疏肝理气。

处方：血府逐瘀汤加减。

当归 12g	生地黄 12g	桃仁 9g	红花 9g
枳壳 9g	赤芍 9g	柴胡 9g	甘草 6g
桔梗 10g	川芎 6g	牛膝 12g	

二诊：服前方 2 剂后，身热已解，面容显红润，唯全身有针刺样感，舌质瘀暗，苔薄白，脉沉弦，拟原方再服 4 剂。

三诊：患者欣喜告知，全身针刺样感消失，身热已除，且精神较好，唯咳嗽、吐泡沫痰，口干苦，脉浮数，舌淡红，苔薄白，拟小柴胡汤加减，服后痊愈。

按语：李东垣《医学发明》曰："血者，皆肝之所主，恶血必归于肝。"肝藏血，主疏泄，调畅人体气机至关重要，故肝之有病，易致气滞血瘀。本案抓住患者发热夜重昼轻、舌质瘀暗等主要特征，辨为肝失疏泄、气机不畅，致血瘀亏少、郁久化热。如只疏肝而未活血，则瘀未去而病缠绵。本方气血兼顾、升降同用，共奏疏肝解郁、活血化瘀之功。

血瘀头痛

邱某，男，54岁，工人。头痛已半年余，经多方治疗而疗效不佳，于1983年4月4日前来就诊。自诉在10年前曾有过头部外伤史，当时耳鼻亦有出血。现症：整个头部呈刺痛，入夜尤甚，眠差，无发热呕吐，食欲尚可，二便正常。诊其面目无异常，表情忧虑，舌微红、边有瘀点、苔薄白，脉弦。辨证属血瘀头痛，拟活血逐瘀治疗。

诊断：头痛。

辨证：血瘀头痛。

治法：活血逐瘀。

处方：血府逐瘀汤加减。

柴胡 9g	枳壳 12g	赤芍 10g	生地黄 25g
当归 22g	川芎 6g	桃仁 9g	红花 9g
牛膝 10g	桔梗 10g	菊花 9g	僵蚕 10g
全蝎 12g	蔓荆子 10g	甘草 6g	

二诊：服上方2剂后头痛大有减轻，余无变化，舌脉同前。继守原方再服4剂。

三诊：头痛已完全消失，睡眠好，尚觉痰多，纳差，舌质红，无瘀点，苔白腻而润，中根部较厚，脉沉弦，拟黄连温胆汤以善后调治。

按语： 王清任曰："查患头痛者，无表症、无里症、无气虚痰饮等症，忽犯忽好，百方不效，用此方一剂而愈。"此患者头痛已半年余，经常法治疗无效，且曾有过头部外伤史，辨证以此为基础，加之头痛入夜尤甚，舌边有瘀点，辨为血瘀头痛。投血府逐瘀汤，加菊花、蔓荆子以清利头目，僵蚕、全蝎以养血息风、祛风解痉。此案仅投6剂即获显效。

血府逐瘀汤，出自清代医家王清任《医林改错》。王氏深研岐黄，博采众方，经数十载医疗实践而创立此名方。此方治气滞血瘀诸证，为后世医家所推崇并沿用，且有所发展、创新，疗效卓佳。汪老临床运用此方较多，现就汪老对其组方、药物及临床运用的认识介绍如下。

血府逐瘀汤属逐瘀活血、行气止痛之方。此方由桃红四物汤合四逆散，加桔梗、牛膝组成。桃红四物汤为补血活血祛瘀之基础方；以生地黄易熟地黄，赤芍易白芍，增加其攻逐"血府"瘀热之力；四逆散是疏肝理气和营之主方，以助其活血化瘀。方中桃仁、红花活血破血、祛瘀止痛，川芎活血行气、祛风止痛，赤芍凉血活血、消肿散瘀，四药相得益彰，共奏逐瘀之功。当归养血和血；生地黄滋阴以防理气而辛散、祛瘀而破泄阴血之耗伤；柴胡疏肝解郁，畅顺气血，升达清阳，解血府之热；枳壳破气消积，善治胸中、胃肠气滞。《神农本草经》载："桔梗味辛微温，治胸胁痛如刀刺，腹满肠鸣幽幽，惊恐悸气，牛膝味苦平，能逐血气……坠胎。"全方用药有升有降，有攻有补，如血分药川芎升、牛膝降，气分药桔梗升、枳壳降，桃仁、红花攻，生地黄、当归补，甘草调和诸药。全方配伍严谨，丝丝入扣。

《医林改错》曰："立血府逐瘀汤，治胸中血府血瘀之症。"并开列病证十九种。虽十九种病证，有的属王清任之临床个案经验，但均隶属于胸中血瘀血行不畅所致。《素问·脉要精微论》曰："脉者，血之府也。"府者，聚也，聚存全身经脉中之血液即为血府。所以，血府即为全身的经脉气血。近年来运用此方甚为广泛，远不止十九种病证。笔者随父临证时，除常用于胸中血瘀所致心胸部疾患及头部疾患外，也常用于其他属气滞血瘀类病证，如血瘀致胁下痞块；妇人之血瘀闭经、痛经，或流产后之腰痛、身痛、下肢疼痛；肝郁血瘀之乳房包块、腋下肿块、鼻衄、牙龈出血、皮下瘀斑；气郁血瘀之喉痹、声嘶、失眠等证，只要辨证得当，恰到好处，每收成效。在运用此方时，王氏认为："唯血府之血瘀而不活，最难分别。"这是针对所列十九种病证而言，虽病证各异，但总属"血府"血瘀所致。患者多病情迁延，缠绵难愈，情绪焦虑。《普济方》曰："凡病经多日治疗不愈，须当为之调血。"提示了"久病入络为瘀血"的机制，并可选用此方治疗。

汪老临床运用此方时，常常掌握如下选方指征：①病经久治不愈；②兼有肝郁气滞；③疼痛呈刺痛且固定；④夜重昼轻者多；⑤舌质瘀暗或边有瘀点。以此5个主要证候作为辨证要点，脉象可略作参考，用药均随症状表现不同而灵活加减，不拘泥于原方。在临床运用时确有其显著疗效。

医话

中医临床思维方法的特点

中医诊断水平之高低，关键在于理、法、方、药是否合拍，理法方药之合拍与否，又在于思维方法是否正确。因此研究中医思维方法的运用是学好中医学的重要环节之一。临床工作，不仅需要有较扎实的中医理论基础和诊治疾病的知识技能，而且要有正确的、能够体现中医特色的思维方法，才能提高诊疗水平。中医学之所以能历经数千年而不衰，就在于它严谨的理论体系，其中贯穿着高度概括、具体分析；取类比象、构成系统；联系比较、分类归纳和辨证与辨病相结合等科学的思维方法。汪老概括中医临床思维方法特点如下。

一、分析对比，善抓病机

陈修园所说的"阴阳证，二太擒"，是善抓主要矛盾的经验之谈。"治病必求其本"，"本"即病的本质，亦是病机。如呕吐为常见症状，病机是胃失和降，气逆于上。许多疾病都可导致呕吐，但不能一见呕吐即投生姜、半夏、藿香等，而应针对病情，分析对比，抓住引起呕吐的主要病机，选方用药。《伤寒论》中言呕吐者达六十多条，如小柴胡汤的"心烦喜呕"是由胆热犯胃，胃气上逆所致；桂枝汤的"鼻鸣干呕"是风寒伤卫，肺气不宣，胃失和降所致；大柴胡汤的"郁郁微烦，呕不止"为邪在半表半里兼里实之故；柴胡桂枝汤之"微呕"乃少阳主证喜呕之轻证；调胃承气汤的"心下温温欲吐，但欲呕"乃由胃热郁结所致；黄连汤的"欲呕吐者"由肠热上熏，胃气不降所致；小青龙汤之"干呕"，因心下有水气犯胃；十枣汤之"干呕短气"是因水饮内蓄胸膈，影响胃气下降；吴茱萸汤之"食谷欲吐"是因寒浊上攻，胃失和降所致等。通过分析对比，则同病异治的道理就清楚了。这就是高度概括、具体分析的思维方法指导临床的体现。

脱发，一般认为发乃血之余、为肾之外荣，血虚不能滋养、血瘀不能运养、肾精不能上荣，均可导致脱发。采用补血活血或滋肾之法治疗，往往收效。但临床上有的脱发患者用上法治之却无效。通过对比分析，发现这类患者并无血虚、血瘀、肾虚之表现，却有神疲乏力、声音低怯、多汗、纳差等脾肺气虚的症状。

汪老从《灵枢》"人始生，先成精……皮肤坚而毛发长"的记载，悟出"肺合皮毛"，即肺气虚也能导致脱发。于是用五味异功散加黄芪大补肺气，收效良好。这也是联系比较、分类归纳的思维方法指导和提高诊疗水平的体现。

二、攻邪莫伤胃，补正勿忘肾

中医学从"天人相应"的观点出发，通过取类比象、构成系统的思维方法，把人体看成是以五脏为中心的五大系统，同时把脾肾作为人体的根本。汪老在数十年的临床实践中极为深刻地认识到"热邪不燥胃津，必耗肾液"是极为正确的。"人以胃气为本"，"胃气"乃脾胃功能之概括，不仅病后和慢性病要调补脾胃，就是急性热病，在攻邪时也应注意顾护脾胃，勿伤胃气。因为无论食物或药物都赖脾胃以吸收运化，脾胃又为气血生化之源泉，位处中焦，为人体气机升降出入之枢纽，脾胃升降失常则累及五脏，百病丛生。设胃气有权，虽脏损易复，且祛邪有力，因此护胃气实为重要。正如周学海在《读医随笔·升降出入论》中说："心、肺阳也，随胃气而右降，降则化为阴；肝、肾阴也，随脾气而左升，升则化为阳。故戊己二土中气，四气之枢纽，百病之权衡，生死之门户，养生之道，治病之法，俱不可不谨于此。"脾胃之治法，东垣重温补脾阳，天士创清养胃阴，可谓相得益彰。现举汪老病例说明。

陈某，女，42岁。1985年7月患肝炎，后症状基本消失而肝功能未恢复正常。由于不辨证，连续服用大剂量的板蓝根、大青叶、龙胆草、黄芩等苦寒之品20余剂，损伤了脾胃，因而出现纳差、便溏、极度疲乏、苔薄白、舌胖嫩、脉沉缓无力等症状。汪老诊之，改用五味异功散和六君子汤健脾胃为主，佐清利湿热，数剂而愈。

蒋某，男，54岁。1981年患肺癌，经化疗和服用抗癌中药，伤了胃阴，出现全身疲乏、胃纳极差、恶心欲吐、舌光红无苔、口干不欲饮、脉细数等症状。经用益胃汤加红参，佐少量砂仁、陈皮，服数剂后胃阴复，食量大增，延长了生存期。

肾的功能较为重要，人体生长、发育和衰老都与肾气有关，五脏六腑之阴皆由肾阴来供养，五脏六腑之阳皆由肾阳来温煦。因为肾阳生脾肺而司气化，肾阴生肝心而司相火，所以肾是人体先天之根、阴阳之乡、水火之宅、三焦之源、脏腑之调节中心。由于在病机上涉及较广，任何脏腑病变"久必及肾"，故在治疗上特别在扶正固本上常将肾与脾胃相提并论，以使先后二天相互资养。据中西医结合研究证明：补肾气有提高人体免疫功能、改善机体免疫状态、调节体内免疫功能相对稳定的作用。有人测定慢性气管炎患者 37 例，T 淋巴细胞比值为 25.56% ±6.3%，而健康人 20 例中，T 淋巴细胞比值为 52.6% ±2.5%。采用补肾法治疗，改善肾虚的证候，则 T 淋巴细胞比值亦随之恢复正常。汪老常用真武汤、参桃饮治疗久咳而收效良好，正合此意。

三、用药量要适宜，注意相反相成

临床用药量应针对病情和体质而定，不能滥用大剂量，徒伤正气，病反不除。俗语云，"用药不投方，哪怕用船装"，药用得适宜，量小也效高。《素问·至真要大论》曰："调气之方，必别阴阳……微者调之，其次平之，盛者夺之……谨道如法，万举万全。"《素问·五常政大论》曰："大毒治病，十去其六，常毒治病，十去其七，小毒治病，十去其八，无毒治病，十去其九，谷肉果菜，食养尽之。"意思是药虽然能治病，但有毒性，不能多用，主要应靠食物调养。清·喻嘉言更明确地说："凡用药太过、不及，皆非适中，而不及尚可加治，太过则病去药存，为害最烈。"也说明药量不宜过大。这是攻邪勿伤正的重要思维方法。

病邪之变往往虚实并呈，寒热互见，并非单纯的寒热虚实证，因此组方配伍上除掌握其君臣佐使外，还要针对病情，注意相反相成的五个关系。

一是散与收。散指发散，即发散表邪、通达气机而言；收是指收敛，即止汗、固摄气血之意。二者相互为用，相互制约。如虚人感冒既要用荆、防、苏、芷之辛散表邪，又要用党参、黄芪之甘温固表。又如痰饮咳嗽，温药和之，也往往姜、辛、味同用，取姜、辛之温散寒饮，五味之酸敛肺气，即"姜细味，一齐烹，长沙法，细而精"之义。

二是攻与补。攻为祛邪，补乃扶正。应根据病情，将攻、补两法合用一方之中，如十枣汤之用大枣；白虎汤之用粳米；黄龙汤、小柴胡汤之用人参等，都是攻补兼施，祛邪而防伤正。汪老常用理中汤加黄连治久泻、竹叶石膏汤加大黄益气阴而攻邪热，每收良效。此法用好了，确可收祛邪不伤正、扶正不留邪之效。

三是温与清。温指"寒者热之"，清指"热者寒之"，即热证用寒凉药治疗，寒证用温热药治疗，这是对一般的纯寒、纯热证而设，但临床上处方配伍常针对病情寒热并施、温清合用。这类方剂甚多，如干姜黄连黄芩人参汤、附子泻心汤、乌梅丸等。针对有的病情，灵活配用寒热之品，有出奇制胜之效。如治肝郁胁痛吐酸的左金丸用萸、连；治心肾不交而不寐的交泰丸用连、桂；治小便癃闭的通关丸用知、柏、桂。其效果好，就是相互制约，相反相成之妙。

四是升与降。升是升提，言其向上，降指通降，谓其向下，是指升清降浊而言。升降为人体气机运动之方式，故有"升降息则气立孤危""非升降，则无以生长化收藏"（《素问·六微旨大论》）之说。若清阳不升、浊阴不降，则疾病丛生，故治疗表里、三焦大热的升降散，用"僵蚕、蝉蜕升阳中之清阳；姜黄、大黄降阴中之浊阴，一升一降，内外通和，而杂气之流毒顿消"（《伤寒温疫条辨》）。又如补中益气汤治内脏下垂，加枳壳其效更佳，以及四逆散柴、枳并用，大柴胡汤中柴胡与大黄同用，三拗汤的麻、杏同用等，也具有调理气机升降之义。

五是静与动。静者言其阴柔呆滞也，属阴；动者，言其行走通达也，属阳。滋阴补血之品，其性多静，补气温阳之药，其性多动。处方配伍也要动静适宜，阴阳协调。汪老常在大队养阴剂中加入少量芳香醒脾胃的砂仁、陈皮，以静中佐动而收显效。补血的四物汤用川芎，金匮肾气丸用桂枝、附片等，也是此理。故张景岳说："善治阴者，必于阳中求阴；善治阳者，必于阴中求阳。"

上述五个关系是互相渗透、紧密联系的，是补君臣佐使之不足的一种辨证方法。

四、勿泥西医病名，重视西医诊断

基于中医临床要辨证与辨病相结合的思维方法而提出这一认识。所谓勿泥西医病名，即不管西医诊断为何病，总应按中医的理法方药体系辨证论治，决不能西医诊断是流感即用银翘散，肺炎就用麻杏石甘汤，高血压用夏枯草、杜仲，病毒感染用板蓝根、大青叶等，如此对号入座，往往效果不佳。例如一久咳患者杨某，女，57岁。因感冒加重，咳嗽咯痰，西医诊断为肺心病合并肺部感染，接受青霉素、链霉素、庆大霉素治疗，并口服清热解毒中药，咳嗽咯痰未减，胸透肺部仍有阴影。诊治时症见：咳喘阵作，痰多稠黏，纳差，脘痞腹胀，便溏，体倦，苔白腻，舌胖嫩，脉弦滑。乃据"脾为生痰之源，肺为贮痰之器"辨之为脾失健运，湿痰阻肺，拟六君子汤加瓜蒌、贝母以益气健脾化痰。又据西医诊断为肺部感染，乃再加桔梗、鱼腥草宣肺清热，数剂而咳嗽大减，食量倍增，胸片肺部阴影消失。类似这样不泥西医病名又重视西医诊断思维之证例是较多的。又有一肾炎患者，唐某，女。经治疗临床症状消失，但长期尿中有蛋白，汪老辨之为气不摄精（把蛋白归为精之范畴）而随尿溢出，乃用补中益气汤加淫羊藿、覆盆子、山茱萸等十余剂而尿中蛋白完全消失。此例是无证可辨的，若不重视西医诊断为蛋白尿，就无从论治。由此可见，勿泥西医病名、重视西医诊断这一思维方法是非常有益的。

从三焦辨治疑难病证

"三焦"的论述源于《黄帝内经》。尽管历代对三焦有无形质争论颇大，然对其功能的认识却趋于一致，均认为"三焦"为气机升降出入之枢纽，为水液敷布运行之道路，即功能为主持水道、司理气机。其主持水道的功能关键在于正常运化肺、脾、肾等所调节之水液，使之平衡。如主持水道的功能失常，则真水不行常道，运行泛滥变为邪水而百病丛生。其司理气机，系指气机升降出入正常则五脏六腑得以温煦濡养，生命则运动不息；如果升降出入失常，则邪火扰动，致病多端。此外，肝与胆相表里，而胆与三焦同属少阳，司相火，三焦气机郁遏，相火不得泄越，郁化邪火，也能致病。由此看出，三焦功能与肺、脾、肾及肝、胆诸脏关系极为密切。从三焦角度辨治疑难病症，就是调理肺、脾、肾功能，使人体气血、水火、升降出入正常，疏利肝胆之气机，使情志畅达而郁火消除，其体自安矣！汪老在临床上对于一些较为棘手的疑难病证，多年来从三焦进行辨治，每每收效甚佳。

一、从三焦辨治久咳不已

临床上常见有的咳嗽患者病程较长，夜咳甚，吐清稀泡沫痰，或发热，或寒热往来，或胸胁胀闷、口干等，辨证为郁火咳嗽。对于这类咳嗽，根据《素问·咳论》"久咳不已，则三焦受之"之理来分析，咳嗽虽以肺气失宣为主要病机，但肺之宣降靠肝之疏泄和三焦之升降来调节，而肝胆相表里，胆与三焦同属少阳，司相火，其气机郁遏，则水火合邪上逆于肺而咳嗽。从三焦辨治，用自拟解郁宣肺止咳方。方中柴胡、黄芩、枳壳和解少阳，疏畅气机，通水津，散郁火，细辛、干姜、半夏能温肺散寒、化饮止咳，杏仁降肺气、平喘咳，配柴胡降浊升清，甘草和中，尤妙在五味子酸收以防姜、辛之辛散。且姜、辛、味合用，收敛并举，相反相成，共奏温肺化痰、敛肺止咳之功效。故外感久咳用之，十全六七。例如，颜某，女，72岁，退休职工。1991年4月12日初诊。素患慢性支气管炎、肺气肿，此次咳嗽近2个月，曾肌内注射抗生素及口服中西药疗效差，现症：喉痒阵咳，吐清稀泡沫痰，以夜咳为甚，咽干口苦，潮热汗出，舌暗，苔薄白，脉象弦细。辨证为三焦气机不畅，郁而化火，导致肺失宣降。拟解郁宣肺止咳为治。用柴胡12g，黄芩12g，法半夏12g，枳壳10g，细辛6g，五味子10g，杏仁12g，炮姜10g，丹参15g，桃仁10g，紫菀10g，款冬花10g，甘草6g，水煎服，3剂。4月19日复诊，患者云："服前方3剂后喉已不痒，咳嗽减。服6剂后咳嗽已平，唯纳差、多汗、便溏。"再以六君子汤加黄芪、防风、山楂、神曲善后。

二、从三焦辨治小儿遗尿

小儿遗尿属病态者，临床多从下焦膀胱虚寒而收摄无力论治，多采用缩泉丸、桑螵蛸散、金匮肾气丸等论治，但有的收效，有的罔效。观察多例服上方无效的患者，发现其面容多憔悴，口干喜饮汤水，一般不出汗且皮肤干燥、多尿、易感冒咳嗽等。细思三焦能统司人体气机和水液代谢，其功能失调，则会导致水液不能上腾而口鼻干燥、喜饮汤水；上焦肺不宣发则水液不能熏肤、充身、泽毛而现面容憔悴、皮肤干燥无汗；气机郁阻则津气不能充养肌肤，卫外功能减弱而易感冒或咳嗽。由此悟出，遗尿患者，除用温煦下元法外，还应辅以升举中焦、开发上焦的综合治法，自拟温下升中开上汤，方用淫羊藿、益智仁、桑螵蛸温煦下元而固肾阳；山药、黄芪、甘草补益中焦而生脾津；麻黄、杏仁开发上焦而宣肺气。诸药合用，使三焦功能协调而各司其如雾、如沤、如渎之职，从而收治疗遗尿之功。用之临床，每收良效。例如，刘某，女，11岁，古蔺县人。自幼遗尿，每晚熟睡后遗溺，遗后方知，天气寒冷则夜尿3～4次。曾按温补肾阳等法治疗无效，于1985年由其父带来泸，邀汪老诊治。查其皮肤干燥，舌嫩苔白润，面浮，脉沉细，且易感冒。辨证属于三焦决渎功能失常导致遗尿，当用开上、升中、温下法治之。方用淫羊藿15g，益智仁15g，桑螵蛸10g，怀山药12g，黄芪30g，麻黄10g，杏仁10g，甘草6g，煎水服。半年后来信告之，服上方10余剂后顽疾已除。

三、从三焦辨治习惯性便秘

习惯性便秘是临床常见病，尤其多见于老年人。常三五天或七八天解大便一次，一般多从热结、气郁、血虚、阳虚等论治，或效或不效，有的患者数年难愈，十分痛苦。观察这类便秘患者，其特点是有便意，无胀满，临厕难解，服泻下药始解大便，但多先硬后溏。析其病机，系肺、脾、肾三焦功能失调。因肺主宣降，与大肠相表里，脾主运化，为胃行其津液，肾主二便，司开阖，故肺降、脾运、肾开三者失调，且脾运不健，气血生化无源，气虚则大肠传化无力，血虚则大肠失于濡润导致便秘，故当从三焦辨治，用六成汤加白术。方中麦冬、天冬补肺津，以助肺降；白术健脾运而为胃行其液；肉苁蓉补肾阳以温煦肾阳；生地黄、当归、白芍补阴血而润肠燥。诸药合用，使肺、脾、肾三焦功能协调而大便正常，临床用之收效甚佳。例如许某，22 岁。1990 年 4 月 20 日就诊。自诉大便秘结难解已 3 年余。现症：大便五六日一行，且需服泻下药才能解便。每夜睡中流涎，因大便难而自己控制食量，故神疲。其舌胖嫩淡，苔薄白而润，脉细数无力。辨证为肺降、脾运、肾开的功能失调所致之便秘，法当调其三脏功能。用天冬 15g，麦冬 15g，生地黄 15g，当归 10g，白芍 15g，肉苁蓉 15g，白术 20g，干姜 10g，甘草 6g，水煎服。5 月 4 日复诊，服上方 10 剂，现已不服泻下药能三日解 1 次大便，食纳有所增加，效不更方，守方继服。5 月 10 日三诊，再服 6 剂后，现已能一日或二日解 1 次成形大便，食纳增多，精神较前好。

四、从三焦辨治功能性水肿

临床常见到这样的患者，反复出现四肢头面水肿，头昏、体倦，脘痞纳差，嗜睡不寐或腰痛，带下多，舌嫩、苔白腻，查尿常规及肾功能均正常。其病机为肺、脾、肾虚，三焦决渎失职所致。肺主气合皮毛，通调水道下输膀胱；脾能运化水湿、输布津液；肾合膀胱，能蒸化水液。三者功能失常，三焦不能决渎则生水肿诸疾矣。从三焦辨治，选用升阳除湿防风汤加人参、黄芪、薏苡仁、泽泻、淫羊藿。方中参、芪补上焦肺气，以助通行水道之功；白术、薏苡仁、茯苓健中焦脾气以渗里湿；苍术、防风入手足太阴而祛表湿；淫羊藿、泽泻温肾阳、利膀胱，为其水湿寻求出路。诸药合用，共奏理三焦、调水道、化利水湿之功，临床用之疗效理想。例如李某，女，48 岁，职工。1981 年 4 月 8 日就诊。云："双下肢水肿已 3 个月余，多次查尿常规及肾功能均正常，曾用中西药治疗未效。"现症：双下肢按之凹陷，面浮肿，身重腰痛，带下多、色黄，头昏体倦，面色黧黑，嗜睡难寐，多梦易醒，苔白腻，舌瘀暗，脉弦细。辨证为湿困脾阳，导致肺、脾、肾功能失调，以升阳除湿为治，用苍术 15g，白术 12g，茯苓 12g，白芍 12g，防风 10g，党参 15g，黄芪 30g，泽泻 10g，薏苡仁 30g，丹参 15g，川芎 6g，水煎服。4 月 15 日复诊，患者高兴地说：服前方 6 剂后水肿已基本消失，一身轻松，白带已减少，唯多梦、腰痛腹胀、纳食不香、舌脉如前。宜守方去丹参、川芎，加淫羊藿、菟丝子，再服 3 剂，后以六君子汤加味而收功。

五、从三焦辨治地方性氟骨病

地方性氟骨病，其表现为长期肌肉、筋骨疼痛，甚至关节变形、活动障碍、丧失劳动力，从其临床表现而言属于中医"五脏痹"范畴。其病机为病邪（氟毒）侵入人体之五体（皮、肉、脉、筋、骨）后，进而内合于相应之五脏（肺、脾、心、肝、肾）。由于病邪长期不断地侵入，导致肝肾功能受损，精血亏耗，筋骨失养，并伴有身重疼痛、脘痞、便溏、少气、咳嗽等脾肺气虚的表现。治当上宣肺、中运脾、下补肝肾，自拟抗氟益肾丸治之。本方经临床百例患者治疗证明，确有调理脏腑功能、增强患者体质、消除疼痛、改善功能活动、恢复劳动力的作用。

常用独特方剂

治疗咳喘痰系列方剂

1. 解郁宣肺止咳汤

处方：柴胡 12g　　黄芩 12g　　半夏 10g　　细辛 6g
　　　五味子 10g　生姜（或干姜）10g　　　　　杏仁 10g
　　　枳壳 10g　　甘草 6g

功能：解郁散邪，宣肺止咳。

主治：外感咳嗽，症见夜间咳甚或昼夜阵咳，吐泡沫痰或清稀痰，苔薄白或薄黄而润，舌质正常或偏红，脉弦细、弦数或弦。对病程 1 周以上，伴有"少阳病，但见一证"的患者，其效颇佳。

用法：将药放入砂罐内，加水盖过药面一指许，浸泡 15 分钟，用急火煎，煮沸后文火煎 10 分钟将药汁滤出，同样再煎煮 2 次，煮沸后 15 分钟将药汁滤出。3 次药汁混匀后分 3 次服，每日 1 剂。

方解：本方适应证为咳嗽夜甚，或阵咳吐清稀泡沫痰，苔薄白（黄）而润，脉弦等。其病机乃邪郁少阳，导致三焦气机郁遏，肺气失宣，故法当以疏畅三焦气机、解郁散邪、宣肺止咳为治。

本方中柴胡、黄芩、枳壳和解少阳，疏畅气机，解郁散火；半夏、生姜、细辛、五味子温肺散寒，降逆止咳；杏仁降肺气，平喘咳；甘草和中。全方意在解郁、宣肺、止咳。气郁解则外邪散，肺气宣而咳嗽自止。肺主宣降，肝主疏泄，三焦司水火升降，而肺的宣降靠肝的疏泄和三焦升降调节，肝胆互为表里，胆与三焦同属少阳而司相火，其气机郁遏，相火不得泄越，化为邪火上逆于肺，则咳嗽作，故有"久咳不已，三焦受之"和"夜咳三焦火"之说。以清解三焦郁火、温肺散寒为法，正切中本证病机。

加减运用：春加荆芥、薄荷、防风；夏加香薷、厚朴；喉痒者加牛蒡子、蝉蜕；久咳不止者加罂粟壳、丹参、桃仁。

方歌：解郁宣肺止咳汤，柴芩枳夏辛味姜；

　　　　杏草合和煎水服，咳痰稀沫得安康；

　　　　因时随症再加药，三焦火咳效尤彰。

按语：本方乃《伤寒论》中小柴胡汤去参、枣加味而成。加枳壳，助柴胡、黄芩以宣畅气机，解郁散火；加杏仁，降肺气，配柴胡降浊升清。清稀泡沫痰系肺通调水道功能失调的表现，故加细辛，配姜、夏，既能温化清稀泡沫之寒痰，又助通调水道之功；再加五味子之酸敛以防姜、辛之辛散，且姜、辛、味同用，收散并举，相反相成，发挥温肺散寒、敛肺止咳之作用，故对三焦气机阻遏所致的郁火咳嗽其效尤佳。

2. 温阳补肾平喘汤

处方：熟附片 12g^{先煎}　　白芍 12g　　　茯苓 12g　　　白术 12g

　　　　细辛 6g　　　五味子 10g　　生姜 10g　　　桂枝 10g

　　　　杏仁 10g　　　甘草 6g

功能：温补脾肾，平喘止咳。

主治：脾肾阳虚喘咳证。长期喘咳，秋冬发作，喘息动时明显，咳嗽痰多清稀，畏寒四肢不温或重痛或水肿，小便不利或清长，口干不欲饮，苔白润，舌胖嫩，脉弦滑或沉细。

用法：将药放入砂罐内，加水盖过药面浸泡20分钟（附片另包，先煎15分钟，再与诸药同煎），用文火煎3次，头煎沸15分钟，二煎沸20分钟，三煎沸后30分钟，将三煎药滤出混匀，分3次服用，一日1剂。

方解：由于患者长期反复久咳或其他疾病，导致脾肾阳虚，不能运化水湿，形成病理产物即痰饮，而痰饮又成为咳喘之因，如此反复循环，致使三焦决渎功能失职，则喘息咳嗽痰多、水肿、畏寒肢冷诸症作矣。故用真武汤温阳利水、苓桂术甘汤健脾燥湿、苓甘五味姜辛汤温肺化饮，三方合用，使肺脾肾之饮、痰、水得消，咳逆止而喘息平。尤妙在杏、芍、草三物的斡旋作用。苦杏仁苦降，芍药酸收，既可平喘，又可制附片及桂、姜、辛之温热辛散；芍药、甘草酸甘化阴，可防桂、姜、附补阳之太过。共奏阴阳和合，使肺脾肾生理功能协调之效。

加减运用：便溏者生姜易干姜；动则喘甚者加党参15g；手足转温、小便正常后，可用六君子汤加姜、辛、味善后。

方歌：温阳补肾平喘汤，桂枝五味细辛姜；

　　　术茯健脾而渗湿，附子先煎切莫忘；

　　　尤妙斡旋杏芍草，汪氏经验细参详。

按语： 本方乃由《伤寒论》真武汤、《金匮要略》苓桂术甘汤和苓甘五味姜辛汤加苦杏仁组成，具数方的综合作用，故对脾肾阳虚所导致的喘息型虚寒性慢性支气管炎往往应手而效。

典型病例：王某，女，60岁，患咳喘气紧已15年，常在秋冬发作。1986年10月15日就诊。发作已月余，症见咳嗽气喘，吐白色泡沫痰，四肢冷，口干喜热饮，面色苍暗，唇绀，苔白滑，脉沉弦。西医诊断为慢性支气管炎、肺气肿、陈旧性胸膜炎。中医辨证为脾肾阳虚，痰饮犯肺。拟用温阳补肾平喘汤：熟附片15g（先煎），茯苓12g，白术12g，白芍12g，干姜10g，五味子10g，细辛6g，桂枝10g，苦杏仁10g，甘草6g。

水煎服，3剂。18日复诊，咳嗽大减，咳吐痰沫减少，喘息平，四肢转温。效不更方，继续再服4剂，后改用六君子汤加姜、辛、味善后。随访两年，复发减少，疗效巩固。

3. 健脾燥湿涤饮汤

处方：麻黄 10g　　　　杏仁 10g　　　　茯苓 12g　　　　半夏 10g

　　　陈皮 10g　　　　细辛 6g　　　　五味子 10g　　　生姜 6g

　　　枳实 10g　　　　瓜蒌皮 10g　　　甘草 6g

功能：健脾燥湿，温肺涤饮。

主治：痰湿犯肺证。症见咳喘痰多，痰清稀、色白易咯，胸闷脘痞，口干不渴或喜热饮，或恶心欲吐，头眩心悸，苔白（黄）厚腻，舌胖嫩，脉弦滑。

用法：将药放入砂罐内，加水盖过药面，浸泡 20 分钟（麻黄先煎去上沫），煎 3 次，头煎沸后 15 分钟，二、三煎沸后各 20 分钟，将 3 次药汁滤出约 300mL 混匀，分 3 次服，一日 1 剂。

方解：脾为生痰之源，肺为贮痰之器，脾运失健，水湿变为痰饮，上犯于肺，影响肺的宣降功能，因而咳嗽气喘、痰多、胸闷等症作矣。方中苓、陈、夏、草健脾燥湿化痰；生姜、细辛、五味子温肺化饮；麻黄、苦杏仁宣降肺气；枳实、瓜蒌皮理气宽胸，使脾肺气机升降协调，水湿正常运化，共奏健脾燥湿、温肺涤饮之功。

加减运用：汗多者麻黄绒易麻黄；痰多加苏紫子、白芥子、莱菔子。

方歌：健脾燥湿涤饮汤，苓陈夏草细辛姜；

　　　五味麻杏瓜蒌枳，先煎麻黄去沫良；

　　　脾健肺宣水道畅，诸风痰饮服之康。

按语：本方乃二陈汤、三拗汤、苓甘五味姜辛汤加瓜蒌、枳实而成，具有数方的综合作用，故对痰湿犯肺证屡获良效。

典型病例：李某，男，62 岁，1987 年 3 月 14 日就诊。长期咳嗽气喘，近日加重，病见咳嗽气喘，痰量多，如藕粉状，易咯出，胸脘痞闷，头眩心悸，面浮少华，苔白腻，舌胖有齿痕，脉弦滑。辨证属痰湿犯肺，用健脾燥湿之涤饮汤治之。3 剂而咳喘减轻，痰量减少，再 3 剂而症情大减，唯纳差体倦，以六君子汤加姜、辛、味调治而愈。

数个小方合为一方，发挥其综合疗效，这是汪老临床处方用药特点之一，善用经方加减化裁收"出奇制胜"之效。

治疗胃病四合汤系列

汪老临床处方用药特点之一是数个小方合为一方，发挥其综合疗效，善用古方加减化裁。现将其六个四合汤治疗不同证型胃病经验介绍于下。

1. 疏越四合汤

处方：柴胡、香附、栀子、苍术、厚朴、紫苏叶各 12g，白芍、神曲各 15g，枳壳、川芎、陈皮各 10g，甘草 6g。

主治肝郁气滞型急慢性胃炎，脘痞胁胀，有时作痛，胸闷嗳气，心烦欲吐，口干腻而不欲饮，大便或干或不成形，苔白或薄白，脉弦或细弦。

疏越四合汤由柴胡疏肝散、越鞠丸、平胃散、香苏散四方组成。柴胡疏肝散以柴胡、白芍、枳壳、香附、川芎疏肝解郁，陈皮、甘草理气和中。越鞠丸由苍术、香附、川芎、栀子、神曲组成，以行气解郁为主，为治六郁之剂。气、血、火三郁多责之于肝，湿、痰、食三郁多责之于脾。香附行气，栀子清热除烦，苍术燥湿健脾，神曲消食和中，川芎活血行气。平胃散由苍术、厚朴、陈皮、甘草组成，以燥湿健脾、行气和胃。香苏散由香附、紫苏叶、陈皮、甘草组成，疏散风寒、理气和中。四方合用，有疏肝解郁、健脾燥湿、理气和中、疏透表邪之功。

2. 丹乌四合汤

处方：丹参、海螵蛸、白芍、白及各 15g，檀香、砂仁、甘草各 6g，浙贝母 20g，柴胡 12g，枳壳 10g。

主治气滞血瘀型、久治难愈之慢性胃炎、胃黏膜糜烂出血、胃十二指肠球部溃疡等。症见胃脘疼痛反复发作，气滞血瘀阻滞经络，痛有定处而拒按，时见呕血便黑，胃痛泛酸，或用于曾服其他胃药而效不佳者。舌暗，苔薄白，脉涩。

丹乌四合汤以丹参饮、乌贝散、四逆散、独胜散组合而成。丹参饮由丹参、檀香、砂仁组成，是治心胸、胃脘疼痛的有效良方。丹参活血化瘀、通络止痛；檀香辛温理气，利胸膈、调脾胃；砂仁辛温，行气调中，和胃醒脾。乌贝散由海螵蛸（乌贼骨）、浙贝母组成，乌贼骨收敛止血、制酸止痛，浙贝母苦寒，清热散结以治痈疡。四逆散由柴胡、白芍、枳壳、甘草组成，疏肝理气，和胃止痛。独胜散即白及一味，为血瘀阻络型胃出血之主药。四方合用，共奏活血化瘀、化痰散结、透解郁热、疏肝和胃、缓急止痛之功。

3. 理萸四合汤

处方：党参、白芍、白术各 15g，干姜、枳壳各 10g，吴茱萸、黄连、甘草各 12g，高良姜、香附、柴胡各 15g。

主治肝郁虚寒型急慢性胃炎，症见脘胀胁痛，呕吐吞酸，或胃脘喜暖，痛处喜按而不能重按，或四肢欠温，舌苔薄白，脉沉细。理萸四合汤由理中汤、左金丸、良附丸、四逆散组合而成。理中汤治太阴脾胃虚寒，是温中祛寒、补气健脾的名方。其中党参甘温，补益中气；干姜辛热，温中而扶阳；白术燥湿健脾，甘草和中。左金丸主治肝郁化火犯胃。黄连苦寒，泻肝胃之火而止呕；吴茱萸辛热，开肝郁而治胁痛。辛开苦降，清热疏肝。良附丸由高良姜、香附各等分组成。高良姜辛热温胃散寒，香附理气行滞、利三焦、解六郁，二药合用，善治寒凝气滞型胃痛。四逆散疏肝和胃，治肝郁气滞，胃脘胀痛。四方合用，共奏补气和中、协调寒热、疏肝降逆之功。

4. 平仁四合汤

处方：苍术 15g，厚朴、苦杏仁、法半夏、藿香各 12g，陈皮、通草、竹叶各 10g，滑石、薏苡仁各 30g，白豆蔻、甘草各 6g。

主治湿热中阻型慢性胃炎。症见脘痞嗳气，恶心欲吐，不思饮食，口苦腻淡无味，嗜睡体倦，小便黄，苔白腻或黄腻，脉弦细或濡缓。

平仁四合汤由平胃散、三仁汤、不换金正气散、六一散合方组成。平胃散中苍术燥湿健脾，厚朴行气化湿、除满消胀，陈皮理气化滞。平胃散加藿香、半夏即不换金正气散，和胃祛痰化湿。三仁汤宣上、畅中、渗下，苦杏仁轻开肺气，白豆蔻温胃化湿，薏苡仁渗湿热，半夏、厚朴行气散满、除湿消痞，滑石、竹叶、通草渗利湿热。六一散中滑石配以甘草，渗利湿热由小便而去。四方合用，共奏芳香化湿、苦温燥湿、淡渗利湿之功。

5. 百益四合汤

处方：百合 30g，乌药 12g，沙参、麦冬、玉竹、枸杞子各 15g，当归、川楝子各 10g，生地黄 20g，延胡索 19g，冰糖 20g。

主治肝胃阴虚型胃炎。症见胃脘灼热疼痛，咽干口燥，虚烦失眠，嗳气吞酸，口干少饮，舌红、少苔，脉弦数或细弱。百益四合汤由百合散、益胃汤、一贯煎、金铃子散四方组成。百合散即百合、乌药二味，百合甘寒，清心除烦，乌药疏通气机。益胃汤中沙参、麦冬、玉竹、生地黄、冰糖甘寒养阴生津。一贯煎中生地黄滋阴养血、补肝肾，沙参、麦冬、当归、枸杞子益阴柔肝，川楝子疏泄肝气。金铃子散中川楝子、延胡索疏肝泄热，行气止痛。在此方中，虽乌药辛温、川楝子苦燥，但配于大剂甘寒养阴药中则不嫌其伤津，反能疏肝理气为佐使药。

6. 建功四合汤

处方：黄芪、饴糖各 30g，白芍 20g，桂枝、陈皮、大枣各 10g，党参、白术各 15g，茯苓、干姜各 12g，炙甘草 6g。

主治脾胃虚寒型慢性胃炎，症见胃脘时痛，喜温喜按，面色少华，头昏疲乏，短气困倦，汗出，纳差或吐利，舌淡嫩、苔薄白，脉沉细。

建功四合汤由黄芪建中汤、异功散、理中汤、保元汤四方组成。黄芪建中汤由黄芪、桂枝、白芍、大枣、生姜、甘草加饴糖而成。其中饴糖甘温入脾，温中补虚，和里缓急；黄芪补气以助阳，桂枝温阳气，白芍养阴血缓急止痛，干姜、大枣调和营卫。理中汤中党参、白术、干姜、甘草补中温阳。异功散中党参、茯苓、白术、陈皮、甘草健脾益气。保元汤中党参、黄芪、桂枝、甘草保养元气。四方合用，建中温阳，补脾益气，调和营卫，保养元气。

养生思想

略论中医养生之道

中医养生之道，是指在中医学的理论指导下，认识并研究人体生命活动的生、长、壮、老、已的生理过程和其衰、老、寿、夭的原因，运用养生的知识方法，结合人们的生活实践，加强自我养生意识，保护身体，调养精神，以达健康防病、乐享天年之目的。中医养生理论系统，内容丰富，易学易行，健身效好，现就其目的、特点和方法略论之。

一、养生之目的

养生与保健有相同的涵义，而养生的目的似更明确。《黄帝内经》中明确论述了养生的三个目的：一是不生病。如"正气存内，邪不可干""精神内守，病安从来""不治已病治未病"等养生防病观点，同时强调患病要"善治"，促使早日康复。二是延长生存时间，活到百岁以上。《素问·上古天真论》说："其知道者，法于阴阳，和于术数……故能形与神俱，而尽终其天年，度百岁乃去。"反之则"半百而衰也"。三是改善生存条件，人类进行的一切活动都是为了这个目的。人类是生存在自然和社会中的，必须适应和改善环境才能更好地生存。当今随着现代化科技的进步，也产生严重的环境污染，这就提出了创建城市和农村卫生工作的新课题，中医养生就包括处理好个人和环境之间正常关系。我国人均寿命虽有很大提高，但距离天年寿限尚远。因此重视中医养生，加强自我意识，是保证"健康老龄化"的重要措施之一。

二、中医养生的特点

中医养生这门学科不仅有系统的知识和丰富的实践内容，而且有寓养生于日常生活之中的特点。因此，我们必须把握其三个特点，方能收事半功倍之效。

特点之一是整体综合性。中医的整体观念，一方面指人是一个"神形合一"的有机整体，另一方面指人与自然和社会也是一个息息相关的整体，因此在养生上要采取综合性措施，这就是既要把生理上的养身与心理上的养性结合起来，又要善于适应四时寒暑和世态炎凉，才能健康长寿。正如《灵枢·本神》所说："故智者之养生也，必顺四时而适寒暑，和喜怒而安居处，节阴阳而调刚柔。"《黄帝内经》中"志闲而少欲，心安而不惧，行劳而不倦""食饮有节，起居有常"等，都是讲综合性的养生措施。

特点之二是恒动中和性。恒动是生命的核心，人的生命是恒动不已的，而恒动的形式是升降出入，故《黄帝内经》说："升降出入，无器不有。""出入废则神机化灭，升降息则气立孤危。"这叫"动则不衰"，也就是"生命在于运动"之意。但是恒动要保持协调有序的中和性，故古人云："能以中和养其身者，其寿极命。"（《春秋繁露·循天之道》）所谓中和者是指无太过，不偏不倚，中正和平无不及也。不仅要求人们的生理、心理要保持恒动中和性，而且一切生活活动，如饮食、睡眠、劳动、锻炼、娱乐等也必须保持恒动中和性。

特点之三是实用有效性。这是因为中医养生的广泛内容是与人们的日常工作和生活实践紧密结合的，随时随地都能用得上，同时在不花费许多时间和财物的情况下，就可获得最佳健身防病效果，所以说不但实用，而且有效。

三、中医养生的方法

人们不能终其天年的原因在于未认识生命活动的规律，不懂得中医养生的方法。中医养生方法虽多，但从日常生活而言，主要有十一个方面：一是饮食与养生；二是睡眠与养生；三是起居与养生；四是精神与养生；五是环境与养生；六是休闲与养生；七是劳动与养生；八是气功与养生；九是按摩与养生；十是运动与养生；十一是中药与养生。

养生防病贵在综合调理

健康长寿，不但能欢度人生的第二春天，乐享经济社会发展的成果，而且还可减轻家庭和社会的负担。反之，如果老年人带病延年，不但自己受折磨、痛苦，而且会增加家庭社会的负担。

那么，老年人应该怎样自我营造良好的体质，达到少生疾病，老而不衰，乐享天年呢？这在《黄帝内经》中有所强调："治未病。""其知道者……尽终其天年，度百岁乃去……而动作不衰。"明确地说明了养生防病是提高生命质量、保证健康长寿的重要手段。然而必须结合生活实践进行综合调理，决不可脱离生活实践去格外追求"长生不老"术。只有这样，才能达到健康长寿的目的，而且不出偏差。其主要理论依据有三。

一、人体生命的整体性

中医学认为人体是形神合一的整体，人与自然、社会也是息息相关的整体。就形神一体而言，形是神的基础，神是形的主导，无形则神无以生、无神则形不可活，二者具有相依关系。只有形神关系相互协调，才能保证人的生命活动正常。就人与自然、社会相关而言，人体生理、心理都要受自然和社会影响，只有能动地适应四时寒暑之循环，人生风雨之变化，才能更好地生存。早在《灵枢》中就有"故智者之养生也，必顺四时而适寒暑，和喜怒而安居处"的论述。因此，养生防病既要把生理上的养身与心理上的养神有机结合，又要善于适应自然气候和社会关系变化，才能达到身心健康的目的。

二、养生与生活的关系

所谓生活，就是人体的正常生命活动，诸如衣食住行、起居坐卧、休闲娱乐、劳动学习、工作社交等内容。所谓养生，就是保养生命，包括认识人体的生命规律和调摄身心的理论与措施。可以说，生活与养生是一体的两面，养生可以指导更好地生活，而养生的一切措施都包含在日常生活之中，能否以养生理论指导生活实践，这是能否尽终其天年的关键。这在《素问·上古天真论》中有明确论述："其知道者，法于阴阳，和于术数，食饮有节，起居有常，不妄作劳，故能形与神俱，而尽终其天年，度百岁乃去。"反之，"以酒为浆，以妄为常，醉以入房，以欲竭其精，以耗散其真，不知持满，不时御神，务快其心，逆于生乐，起居无节，故半百而衰也。"这与现代医学所讲，人的健康与长寿虽与遗传、社会、医疗、气候因素有关，但60%的条件取决于自己保养的观点是不谋而合的。

三、防病与天年的关系

衰老一般分为生理性衰老和病理性衰老。生理性衰老是生命过程中的必然结局，其表现为人体组织器官逐渐老化，生理功能、适应能力和免疫能力的逐渐降低，这是不可避免的自然规律。但若养生得法，可以延缓衰老过程。病理性衰老则是由于疾病导致身体未老先衰。据有关统计，真正属衰老过程死亡的仅占5%，而因疾病死亡的却占80%。由此可见，人类不能尽终其天年的主要原因是疾病。所以，我们应在思想上牢固树立预防为主的观念，切实做到未病先防，已病早治。在这个问题上，最好是按照唯物主义的观点，做到"人贵有自知之明"，而不是什么"忘记疾病"就可以回避的了。

改革开放以来，人们平均寿命不断提高，已由不到40岁而今超过70岁了，但能跨百岁大关的仅有数千人，因此，我们必须在日常生活中进一步加强养生防病意识，提高生命质量，争取欢度百岁！那么怎样在生活实践中进行综合调养呢？按中医养生学的观点，提倡"中和养生"，认为"能以中和养其身者，其寿极命。"（《春秋繁露·循天之道》）因此，我们在日常生活中应有动有静，有张有弛，有序有节，从而保持精神形体协调，气血阴阳通畅。

谈谈老年病的自我防治方法

老年病主要包括心脏病、慢性支气管炎、肺气肿、高血压、糖尿病、腰腿疼痛、二便不利等。随着中西医学的不断发展，对上述老年病的病因、病理、治疗、预防和康复等都有新的、全面的、深入的研究，并取得了可喜的成绩。但是对老年病的自我防治方法，许多老年人了解不多，未予重视。为了提高老年人的生命质量，使其能健康长寿，现从中医学的角度就老年人的自我防治问题，谈谈六个需要注意的方面。

一、保持七情中和

这是心理防治法，中医认为喜怒忧思悲恐惊乃是人之常情，但过激则成为诱发疾病的重要原因，故要求老年人要时刻注意保持七情中和，使自己心态平衡，情绪良好，精神乐观，善于处理和回避对心神不利的刺激，使个人生活过得充实而有乐趣。古人说："能以中和养其身者，其寿极命。"实践证明，良好的精神是健康之宝，恶劣情绪是疾病之源。所以，只有保持七情中和，才能保证心神的功能正常，使人体脏腑十二官的生理活动协调一致，从而增强人体适应环境和抵御疾病的能力。然而，由于人生的道路是曲折的，要做到保持七情中和也并非易事，从整个精神养生的角度来说，要做到七情中和，还必须与性格锻炼和道德修养结合起来。

二、注意饮食合理

这是饮食防治法。饮食具有营养形体、资生精气神、防治疾病等作用，但前提是要合理。所谓合理，是指按照人体的生理需要来摄取营养物质，其主要的要求是：在食物调配上要做到五类齐全，五味调和，即谷物类、蛋白类、肉类、蔬菜类、水果类都要齐全，配搭合理；酸、苦、甘、辛、咸五味要调配适当；还要注意食物质量、卫生、烹调方法等，以保证供给人体所需的七大营养素（糖类、蛋白质、脂肪、维生素、无机盐、纤维素和水）。在进食方法上，要做到定时定量，细嚼慢咽，进食宜乐，食勿过饱，更不能暴饮暴食。这样，既能发挥脾胃受纳、消化、吸收、排泄的正常功能，又能保证人体的营养全面、适量、均衡，从而起到食物养生防病的作用。

再者，根据中医"药食同源"之理，古人总结出了"药补不如食补""食疗优于药疗"的经验。比如对一些慢性病，或者病后恢复期，如能有针对性地坚持食疗，确能收到事半功倍的效果。就以我们平常吃的大米粥来说，既具有补脾胃、益气血的功效，又易消化吸收，老少皆宜。如在粥内加入适当中药即为药粥，可谓治病之良剂、养生之佳品。正如陆游的《食粥》诗云："世人个个学长年，不悟长年在眼前，我得宛丘平易法，只将食粥致神仙。"

三、提高睡眠质量

这是睡眠防治法。睡眠是与生命共存的生理过程，是最好的休息，是天然的补药，因此，睡眠质量好则疲劳消除，精神旺盛，生理功能协调而体健少病；反之，睡眠质量差则心神不宁，精神疲惫，脏腑功能失调而百病丛生。正如《老老恒言》指出："少寐乃老年大患。"所以必须提高睡眠质量，其要求是：睡眠时间适当（每日 6～9 个小时），质量高（入睡快、睡得熟、醒得少），规律好（按时就寝起床，适当午眠）。反过来，从睡眠质量是否良好，也可以反映出自身的生理功能是否正常，从而为我们防治疾病提供有益的信息。为了提高睡眠质量，我们应当重视环境优良（整洁静通，温光适宜）的卧室，备置合理的床铺，使用舒适的枕头，讲究头部的睡向，注意身体的卧姿，把握睡眠的禁忌等。

四、坚持适当锻炼

这是体育防治法。"生命在于运动"，运动对于防治"文明病"有极为明显的作用。根据中医的"动则不衰""用则不退""通则不痛，痛则不通"等理论，适当锻炼可以保证脏腑经络生理功能正常，气血阴阳循环有序，从而使某些受到损害或失去平衡的生理功能逐渐恢复正常。锻炼的内容很多，如太极拳（剑）、五禽戏、八段锦、易筋经、散步等，极其丰富多彩。我们根据自身的具体情况，选好项目，量力而行，循序渐进，持之以恒，对健康防病有极其良好的效果。汪老认为老年人的锻炼还可以把体育、家务、休闲三者融为一体，互相兼顾，既有所为，又有所乐。

五、重视自我按摩

这是经络防治法。中医的经络学说认为，人体有十二经、十五络，其功能是：联络脏腑肢体、沟通上下内外、运行气血阴阳、传递病理信息。体表受邪可由经络内传于脏腑，脏腑病变可由经络外现于体表。按此原理，只要坚持自我按摩体表的有关经穴，就能调节生理功能和增强抗病能力。如强身却病四要穴，即是足三里、三阴交、合谷、内关。整体保健八重点，即是搓掌浴面悦颜，熨摩双脸明目，揉按迎香通鼻，按闭耳孔助聪，十指梳头健脑，互捶肩背驱风，拍打胸腹诸气顺，按搓涌泉心肾通。

六、善用药物调补

这是药物防治法。为什么药物调补要强调“善用”呢？这是因为老年病是由于老年人的生理功能减退，抗病能力减弱，适应能力下降所致，往往病情复杂，虚实并呈，治法上应采用扶正祛邪并举为妥。老年人虽然体质多虚，但是不能乱用补虚药。同时也不可乱用攻邪药，患了老年病最好是请专科医生诊治。《医学心悟》论补法时说：“补之为义大矣哉，然有当补不补误人者；有不当补而补误人者。亦有当补而不分气血、不辨寒热、不识开合、不知缓急、不分五脏、不明根本、不探求调摄之方以误人者。是不可不讲也。”使用补药应把握以下原则：虚证才补，因时进补，辨证施补，补勿过偏，做到补不留邪。使用攻邪药，药量不能过大，病去即止，恰到好处，做到攻不伤正。因为“是药三分毒”，所以“用得其宜，硝黄可称补剂，用失其宜，参术不异砒硇。”（王孟英）因此，要真正善用药物调补，一般还是应在医生指导下才行，同时还须注意不能盲目听信验方、偏方。

浅谈健康长寿之自我调理

健康长寿是人们长期的渴望和追求。健康长寿，是指人们能够“乐享天年，欢度百岁，动作不衰”。如果长寿不健康，就是带病延年，不仅自己受痛苦，同时还会累及家庭和社会，因此，只有健康长寿，才能使“自己不受罪，家庭不受累，节约医药费，有益全社会”。所以说，健康是最大的幸福！健康长寿之自我调理分三个方面。

一、健康的定义及其特征

中医把人的生命规律概括为“生、长、壮、老、已”，并对健康长寿有比较正确的认识，如《素问·上古天真论》说：“上古之人，其知道者，法于阴阳，和于术数，食饮有节，起居有常，不妄作劳，故能形与神俱，而尽终其天年，度百岁乃去。今时之人不然也，以酒为浆，以妄为常，醉以入房，以欲竭其精，以耗散其真，不知持满，不时御神，务快其心，逆于生乐，起居无节，故半百而衰也。”这就明确地论述了人的正常寿命是一百岁以上，但又因人而异，“其知道者……而尽终其天年，度百岁乃去”，反之则“半百而衰也”。那么，什么是健康呢?

1. 健康的定义和标准 联合国世界卫生组织对健康下的定义是:"健康应是在精神上、身体上,以及社会交往上保持健全的状态。"也就是不仅要精神正常、身体无病,而且要善于正确对待外界的影响,才算健康。具体地讲,健康有下面八条标准:一是吃得舒服;二是睡得香甜;三是便得快畅;四是走得稳健;五是说得清楚;六是个性良好;七是善于处世;八是善于待人。以上八条,一、二、三、四条说明人的生理功能健康,五、六、七、八条说明人的心理功能健康。

2. 健康长寿人的特征 根据中医"有诸内必形诸外"的原理来观察之,健康长寿人的特征有以下六个方面。

(1)耳目聪明,思维敏捷。说明其肝、肾、心脏生理功能正常。

(2)声息洪匀,牙齿完整。标志肺、肾功能良好,抗病能力强。

(3)面色红润,头发润泽。根据心其华在面、肾其华在发、肺合皮毛之理,说明其肾、肺生理功能正常。

(4)食睡甘香,情绪稳定。这是五脏功能协调,机体无病的健康之象。

(5)体重合标,腰腿灵便。不胖不瘦,说明对营养吸收、排泄正常,脾肝肾功能好,无肌肉筋骨方面的病变。

(6)二便正常,脉象缓匀。二便正常是肺、脾、肾功能正常协调之表现,因肾司二便,脾主运化,肺主通调水道。脉象缓匀,脉象是指气血在脉管中运行的表象,缓匀是指脉象和缓有力均匀,每分钟脉搏次数在 70 ~ 90 次。

由于血在脉管中运行要靠气来推动,脉象缓匀,说明气血和调,是心肺功能正常的健康之象。反之,气血不和,百病乃生,脉搏也失去缓匀之象,所以从脉象上可以测知是患者还是健康者。

二、健康长寿有希望

人的正常寿命是 100 岁以上,《尚书》还说:"一曰寿,百二十岁也。"意思是未活到 100 岁以上是夭寿。过去说:"人生七十古来稀。"现在是"人生百岁不是梦",21 世纪新概念,健康快乐 100 岁。百岁老人确在逐年上升,据 1992 年全国第八次人口普查资料,全国百岁以上老寿星为 6434 人,最高年龄 136 岁,现在全国百岁以上老人已超过 1000 万。四川省 1992 年百岁老人为 981 人,到 2005 年底的百岁老人为 3088 人;而泸州市 1992 年的百岁老人为 7 人,现在已超过 30

人。同时，四川省 2005 年底统计，60 岁以上老年人口为 1126 万，占人口总数 12.8%。

由于人类的寿命不断延长，所以世界卫生组织对年龄阶段做了重新划分：44 岁以下为青年人；45～59 岁为中年人；60～74 岁为年轻的老年人；75～89 岁为老年人；90 岁以上为长寿老人。这个新规定，与人的正常寿命是 100 岁以上不谋而合。

古人曾对所谓长生不老的神丹妙药和神秘法术进行过探试，其结果是劳而无功。事实上，人类寿命是随着社会的进步而增长的。长寿是建立在物质文明和精神文明基础上的。只有社会进步，科学文化发展，生产力水平提高，自然环境和生活条件改善，社会环境安定，才能减少疾病、降低死亡而健康长寿！

学术思想

川派中医药名家系列丛书

汪新象

内科学术思想

注重整体，善抓主证

注重整体观念、辨证论治是中医学之特色和核心。汪老辨证治疗强调人体的整体性，认为任何局部都不能离开整体而孤立存在，局部可影响整体，而整体可直接表现于局部。如疮痈是体表的局部病变，若失治或误治，往往可导致气血双虚的整体病变，故消、托、补三法就是从通过整体去处理局部病变的角度而设置的。同时又要重视人体与自然环境的统一性，因此，辨证不仅要辨准疾病的证候，还要辨别患者所处的社会环境因素、心理因素及发病季节。此外，汪老认为，辨证论治是以脏腑病变为基础的。"无论外感、内伤都是脏腑功能失常的病变反映，临床上无论采用什么辨证方法，最终目的都要落实到脏腑病变上，才能更好地指导临床实践。"

汪老亦十分重视脾胃，他指出："调理脾胃是治疗五脏虚弱之关键，补脾土可生肺金，益脾气可生心血，补后天之脾可养先天之肾，健脾既可抵肝之乘，又可益肝之血。"所以，善治脾胃可使食欲增强、五脏得滋、正气旺盛，乃扶正祛邪之上法。病后和慢性病要照顾"胃气"，而急性热病在攻邪时更应注意顾护"胃气"。"脾胃为气血生化之源，位居中焦，为气机升降出入之枢纽，升降失常则累及五脏，百病丛生，设胃气有权，虽脏损而易复，且祛邪有力。"汪老在治疗上除以健脾方药健脾护胃气以外，常在方药中加入茯苓、山药、大枣、砂仁、神曲等健脾药，治疗热病伤阴则常在大队补阴药中加入少量芳香醒脾和胃的砂仁、陈皮，比单用养阴药效果显著。

组方配伍注意相反相成

汪老治病强调组方配伍除掌握其君、臣、佐、使外，还要针对病情，注意相反相成的五个关系。汪老归纳为：散与收；攻与补；温与清；升与降；静与动。

1. 散与收　散指发散，即发散表邪、通达气机而言；收是指收敛，即止汗、固摄气血之意。二者相互为用，相互制约。如虚人感冒既要用荆、防、苏、芷之辛散表邪，又要用党参、黄芪之甘温固表；又如痰饮咳嗽，温药和之，也往往姜、辛、味同用，取姜、辛之温散寒饮，五味之酸敛肺气，即"兼郁火，小柴清，姜细味，一起烹，长沙法，细而精"之义。

2. 攻与补　攻为祛邪，补乃扶正。应根据病情，将攻补两法合用一方之中，如十枣汤之用大枣，白虎汤之用粳米，黄龙汤、小柴胡汤之用人参等都是攻补兼施，祛邪而防伤正。汪老常用理中汤加黄连治久泻，竹叶石膏汤加大黄益气阴而攻邪热，每收良效。此法用好了，确可收祛邪不伤正、扶正不留邪之妙。

3. 温与清　温指"寒者热之"，清指"热者寒之"，即热证用寒凉药治疗，寒证用温热药治疗，这是对一般的纯寒纯热证而设。但临床上处方配伍常针对病情寒热并施、温清合用，这类方剂甚多，如干姜黄连黄芩人参汤、附子泻心汤、乌梅丸等。有时根据病情灵活配用寒热之品，有出奇制胜之效。如治肝郁胁痛吐酸的左金丸用萸、连；治心肾不交而不寐的交泰丸用连、桂；治小便癃闭的通关丸用知、柏、桂，其效果好，就是相互制约、相反相成之妙。

4. 升与降　升是升提，言其向上；降指通降，谓其向下，是指升清降浊而言。升降为人体气机运动之方式，故有"升降息则气立孤危"，和"非升降则无以生长化收藏"之说。若清阳不升、浊阴不降，则疾病丛生。故治疗表里三焦大热的升降散，用僵蚕、蝉蜕升阳中之清阳；姜黄、大黄降阴中之浊阴，一升一降，内外通和，而杂气之流毒顿消。汪老善用补中益气汤治内脏下垂，常加枳壳，其效更佳；其他如四逆散柴胡、枳壳并用，大柴胡汤柴胡、大黄同用，三拗汤麻黄、苦杏仁同用等，也具有调理气机升降之义。

5. 静与动　静者言其阴柔呆滞也，属阴；动者，言其行走通达也，属阳。滋阴补血之品，其性多静；补气温阳之药，其性多动。处方配伍也要动静适宜，阴阳协调，汪老常在大队养阴剂中加入少量芳香醒脾胃的砂仁、陈皮，以静中佐动而收显效。补血的四物汤用川芎，金匮肾气丸用桂枝、附子等，也是此理。故张景岳说："善补阳者，必于阴中求阳，则阳得阴助而生化无穷；善补阴者，必于阳中求阴，则阴得阳升而泉源不竭。"

治学方法

汪老自 1939 年拜师学习中医，1946 年开德仁堂悬壶济世，在 60 多年的行医历程中积累了较为丰富的中医治学经验，特别是在《温病学》教学中有着独特的见解和方法。现将汪老的中医治学方法，以及在中医教学中对后辈的启发、解惑、传道、授业的宝贵经验总结如下。

中医治学方法

一、深研经典、旁及百家

中医学源远流长，有着完整而独特的理论体系和防治各种疾病的丰富经验，有浩如烟海的文献资料和广阔的药物资源。首先应该熟读四大经典，主要指《黄帝内经》《伤寒论》《金匮要略》《温病学》。《黄帝内经》是中医学的基础，包括《素问》《灵枢》两部分，其内容虽以医学为主，但旁及中国古代哲学、天文、地理、气象、历算、人事、社会学诸方面，对中医学的基础理论及病证、诊法、论治等都有较完整的论述。张仲景在继承《黄帝内经》基本理论、医药知识的基础上，总结汉代以前的经验，并结合自己的临床实践，写成《伤寒杂病论》（后分为《伤寒论》《金匮要略》），在中医学的发展史上起到了承前启后的作用。《伤寒论》创立了六经辨证，不仅是外感疾病辨证论治的纲领，而且还为临床各科提供了辨证论治的规律，是后世温病学的基础。《金匮要略》以整体观念为指导，提出了脏腑经络辨证论治的体系，是后世中医内外科的基础。《温病学》是由明清时许多医家总结、继承前人有关温病理论和经验，再结合各自的实践自成体系而形成的一门学问。明代吴又可编著了第一部温病学专著《温疫论》，对温疫的病因、发病、治疗提出了独特的见解。清代叶天士口授而成的《温热论》是温病学理论的奠基之作，阐述了温病的病因、病机、感染途径、侵犯部位、传变规律和治疗大法。与此同时，薛生白在《湿热病篇》中对湿热病的病机、辨证治疗做了较全面系统的论述，进一步充实了温病学的内容。温病学家吴鞠通在叶氏学术成就的基础上，结合自己的临床经验编著了四时温病专书《温病条辨》，倡三焦辨证。后世还有很多医学书籍需要认真钻研，如《景岳全书》《证治准绳》《医宗金鉴》《温热经纬》等，同时还需要阅读有关医药期刊，不断充实知识，达到既精通又广博的境界。

二、广览群书、纵横博约

汪老在广读博览的基础上，提倡把思考引向深入的治学方法。既要纵向探究本源，又要横向研究诸因，博以涉猎多学科知识，约以精专中医原理，相互渗透，彼此促进。由于中医学多学科交叉，因此只有在广读博采的基础上才能达到精专的目的，所以应广览与中医学有关的文学、哲学、史学、心理学、伦理学和社会学等书籍。采取由流溯源、由点到面、由约而博、由博返约的钻研方法，把中医学分解为基础理论、方药、临床、针灸、教学等若干问题，一个一个地寻根究底，追下去弄个水落石出，这叫作纵向思考。研究上述问题之间内在联系和相互关系，叫作横向思考。研究中医和西医，以及同自然科学之间的关系也是横向思考。博指了解知识的广度，约指掌握知识要领和深度。孟子曰："博学而详说之，将以反说约也。"所以还要适当了解现代医学、自然科学、人文科学等相关知识。

三、循序渐进、熟读精思

汪老认为要按照中医的理论体系和同学们记忆与思维规律相结合进行系统、有步骤的学习。中医学是一门理论体系完整的学科，应先基础、后临床，由浅入深、由简到繁、从流溯源地学习。熟读精思是中医治学最重要的方法之一，对重要著作必须先熟读，继之精思，这是历代医家治学的重要方法。记忆和思维是紧密联系、相辅相成的，记忆是思维的基础，思维又能提高记忆的效果。读是求记，思是求明，读与思相辅相成，不可偏执。中医临床辨证论治要求对有关内容必须记得精确牢固，才能快速而准确地运用有关知识去处理疾病，如证型、治法、方药、药性、计量等必须准确，力求做到稍加思索即涌上心头，若记忆模糊则必失良机。学习并运用记忆法如情节记忆法、歌括记忆法、理想记忆法、背诵记忆法、辨证特征记忆法、尝试回忆记忆法、动作记忆法等，把学到的知识及时进行整理和分类，并持之以恒，勤奋努力。

四、知行统一、重视实践

汪老认为学习中医既要理论与实践密切结合，又要重视用临床经验来佐证理论和发展理论，加深对其独特理论体系的认识和理解。中医是一门实践性很强的学科，从基础理论开始就得重视实践，但是一定要注意不能"止务览医书千百卷，熟读详说，以为予国手矣。视诊脉、制药、针灸、摩砭以为术家之粗，不足学也。书日博，识日精，一人倡之，举世效之，岐黄盈天下，而天下之病相枕，死相接也"（《存学编·学辨一》），这种空谈理论脱离实践不可取。反之，"近日医家少读古书，至于《内》《难》等经概置不研，仲景《伤寒》，习焉不察，只取坊间浅易诸书，奉为枕中鸿宝，寻常证候略治即愈，疑难之症举手茫然"。此种没有理论指导的经验医生，后劲是不足的。因此要当好一名好医生，就得要有扎实的理论基础和丰富的临床经验。

重视临床实践，善于抓住主证

汪老强调中医学是一门实践性较强的学科，从基础到临床都得要实际接触患者，要有感性的认识，就要重视临床实践。作为一个临床医生，在错综复杂、变化多端的病证面前，如何透过各种表面现象去认识疾病的内在本质，从而确定正确的治疗法则，选择合理的方剂、药物，这是值得认真研究的。有的人各种医书读了不少，但临证时常常感到无从着手，难以把握，因而治疗效果不够满意。其原因何在呢？那就是临床辨证不单要有扎实的理论基础和熟练的望闻问切方法，而且还要学会正确的思维方法，所以有必要强调在临床辨证中注意抓住主证。

古往今来，历代名医很多都是善于抓主证的。如张仲景以六经辨证来抓外感热病的主证；叶天士、吴鞠通以卫气营血辨证和三焦辨证来抓温病的主证。一切外感疾病，不论其临床症状如何复杂纷纭，总不外六经、卫气、营血、三焦的范围，可见是一种提纲挈领、执简驭繁的好方法。汪老总结泸州医学院已故名老中医张君斗的诊疗特点：诊断快速、处方简练、效果显著，被公认为医理精深，经验丰富，其实也是与善抓主证分不开的。

略论老年教学三法

泸州市老年大学《关于编写教学安排意见》将老年教学的特点归纳为六个方面：非职业性、实用性、综合性、针对性、趣味性和灵活性。汪老认为这个归纳既符合学员的实际情况，又可作教师的指导思想，反复细阅，深受教益和启发。汪老结合在教学中的体会，提出适合老年特点的教学三法，即高度概括、重点阐述，内容精当、循序渐进，知行结合、落到实处。

一、高度概括，重点阐述

为什么要用这个方法呢？因为老年人理解力强、记忆力弱，如果问题过散、过细，既缺乏条理性，又不突出重点，就会产生"上课时了然，下了课茫然"之弊。以中医养生来说，源远流长，内容丰富，方法繁多，且至今尚未形成独立学科和专门教材。虽有不少中医养生专著，但也是仁者见仁，智者见智。老年大学安排 60 学时左右讲授这门课，如果不用高度概括重点阐述法，恐难收事半功倍之效。为此，汪老参阅了 20 余种专著，把中医养生基本知识高度概括为五大问题：一是中医怎样认识人体；二是人的正常寿命；三是不能尽终其天年的原因；四是长寿人的特点和特征；五是老年人特有的心理变化和对策。这样逻辑性强，易于掌握和理解。其中对人体的认识又是重点之重点，故又从三才统一的整体观念、阴阳和谐的指导思想、精气神是养生关键，以及人体衰老的原因和抗衰老原则等方面，均做较详阐述，意在为进一步学习有关养生方法打下基础。

二、内容精当，循序渐进

所谓内容精当，有三层意思：一是"少而精"，做到观点明确，标题切合内容，切忌繁杂；二是观点与内容要统一，引用的教材、所举的例子要恰当，切忌喧宾夺主，或内容与观点不符，或前后相互矛盾；三是用字要准确，遣词要达意，造句要简洁，不能啰嗦，要准确、鲜明、生动地阐述清楚问题，切忌华而不实，空话连篇，言之无物。

所谓循序渐进，系指任何知识都要按其固有规律进行学习，也即"未得其前，则不敢求其后；未通乎此，则不敢志乎彼""循序而有常，致一而不懈"，只有如此循序渐进，才能牢固掌握知识。例如中医养生，如果不先认识人体，不懂得"天人相应""阴阳和谐"的指导思想，就不可能深刻理解六淫、七情、饮食、劳倦等是致病之因；不先懂得精、气、神为人身三宝之含义，也就不可能深刻理解精神守静、气血运动的气功养生妙谛。也就是说，学习中医养生，如果不先认识人体，不懂得基本知识，就急于学习具体的养生方法，势必事与愿违，一心想"捷足先登"，其结果是"欲速不达"。

三、知行结合，落到实处

知行结合，系指理论与实践统一。落到实处，系指教学内容不仅要理论联系实践，而且要言之有理，论之有据，用之有效。如汪老曾给老年大学做过两次专题讲座，第一次的题目叫《人生百岁不足奇——兼谈中医养生之道》。系统搜集了大量材料来说明人能活到百岁的三条理由、中医养生之道的六字要领，条理清楚，论点明确，论据充分，资料翔实，教学效果良好。第二次的题目为《肺系三病防治概要》，也是在收集大量材料的基础上，经过精心思考，周密安排，先从理论上讲清什么叫肺系三病，肺系的生理功能，肺系疾病的病因病机；再从实践上讲清三病的辨证要点，主要防治措施和方药。理论与实践紧密结合，理、法、方、药，环环紧扣，步步相联，突出了中医特色，收到了很好的教学效果，增强了许多学员对中医的浓厚兴趣。

汪老在教学中还始终注意将"讲什么""对谁讲""怎么讲"这三点作为指导思想，是汪老长期以来备课、讲课的"九字诀"。如果把九字诀与老年教学三法和六性的特点结合起来，可名之曰"三""六""九"教学法。

略论中医养生学授课四法

讲什么？对谁讲？怎么讲？这是教师应当掌握的指导思想。从教学理论上讲，教好老年大学的中医养生课同样要求掌握《教学大纲》，在熟悉相应教材和了解学员特点的前提下完成备课，这是保证教学质量必不可少的一个方面。然而教师在课堂上怎么讲，也就是怎样进行科学的授课才能提高教学质量，是更重要的一个方面。因为专业知识是我们要讲的内容，必须通过科学的手段和方法才能传授给学员，可见专业知识不能取代教学方法，两者是相辅相成的关系，必须齐抓并重。怎样教好老年大学中医养生学是一个值得探讨的课题，汪老对中医养生学的授课方法和具体环节的一些认识体会如下。

一、讲清教学目的，激发学员乐趣

《中医养生学》十章，共 20 余万字的教材，在内容多、课时少、时间周期长（每周一次，两年讲完）、学员易缺课的情况下，如不激发学员的学习乐趣，是不能在既少又分散的学时内完成教学大纲要求的。因此，第一堂课汪老就很清楚地讲明中医养生学的主要内容和教学目的，以《中医养生学的特点和优势》为题，注重讲明以下问题：什么是中医养生和中医养生学？中医养生学的主要内容有哪些？怎样学好中医养生学？并强调指出中医养生的目的是不生病、少生病，延长生存时间，改善生存条件。这样使学员明确中医养生的大体内容和教学目的，同时还明白地告诉学员，通过学习，要求对中医养生的有关知识和方法要在脑子里形成清清楚楚的几条线而不是模模糊糊一大片。这样内容清楚，目的明确，激发了学员学习中医养生的乐趣和积极性。

二、讲透概念，连贯教材内容

概念是逻辑思维方法，"人们必须先具有关于某事物的概念，然后才能作出关于某事物的判断、推理与论证"，依此而论，概念具体是什么？必须把概念讲深讲透。中医养生的概念，是指在中医理论指导下，认识、研究人体活动的生长壮老的生理过程和其早衰寿夭的原因，运用养生知识和方法结合人们的生活实践；加强自我养生防病意识，保护身体，调养精神，以达健身防病、乐享天年的目的。这个概念把中医养生这门实用学科的整个内容连贯起来了，并随即指出教材的《中医学的人体生命观》《人类的正确寿命》和《中医养生指导思想》就是用中医学理论认识和研究人体生命活动的生理过程和早衰寿夭的论述，而《饮食养生》《睡眠养生》《起居养生》《环境养生》《精神养生》《休闲养生》《劳动养生》《气功养生》《按摩养生》《运动养生》和《中药养生》，就是结合人们生活实践进行自我养生的有关知识和具体方法。采用概念连贯教材的授课法，受到了广大学员的好评，他们兴奋地说："老师讲得真好，使我们体会到：中医养生不仅有系统完整的理论知识，丰富多彩的方法内容，而且结合我们的生活实践，学得懂，用得上，健身防病效果好。"因此，很多学员都自觉阅读教材，前后呼应，温故知新，加深理解，加强记忆。

三、善用结合分析，理论联系实际

这就是运用高度概括、具体分析的方法，让学员能把中医养生理论知识和具体方法结合起来，融会贯通，使之条理化和系统化。学好中医养生，首先要了解和懂得中医是怎样认识人体及其生命活动的，这是学好养生学的重点也是难点，汪老采用标题含内容的综合分析法讲授，首先将其高度概括为"中医学的人体生命观"总标题，再分二级标题为：生命的起源和特征；五脏是生命活动的职能部门；经络是生命活动的信息网络；精气神是生命活动的调节中心。以精气神是生命活动的调节中心为例，着重指出精是生命活动的物质基础，气是生命活动的根本动力，神是生命活动的最高主宰，它们来源于肺部呼吸所吸入的氧气、脾主运化所吸收的饮食物的精微、肾中元阴元阳，被称为三宝，故有"天有三宝日月星，人有三宝精气神"之说。三宝之中精是基础，善养生者，必保其精，精盈则气盛，气盛则神全，神全则身健，身健则少病，神气坚强，虽老犹壮，反之则未老先衰。学员们非常满意地说："老师讲得好，把抽象的理论与生活实践有机地结合起来，进行深入浅出的解释，使我们听得懂，记得住，用得上。""越学越有趣，越学越想学。"

四、认真组织学员讨论，促进教学相长

认真组织学员讨论，既可检查教学效果，又可激发学员积极开动脑筋，思考问题，巩固所学知识。在讨论中，学员们既肯定了通过教学后的收获和体会，又对教学内容和方法提出了改进建议和要求，起到了教学相长的作用。其做法是：每讲完一章，先提出几条教学的目的要求，并板书让学员抄录，再按目的要求讲授内容。在讲完一章一个阶段后，又出复习思考题，让学员预先做好充分准备后，再在课堂上发言，然后再由教师作问题回答和讨论小结。每学期开展 3～4 次课堂讨论，由于准备充分，达到了预期效果。

汪老在老年大学讲授中医养生课十余年，按照教学大纲要求，在熟悉相应教材、了解学员特点的前提下，认真进行备课和科学授课，从而保证了教学质量，获得了历届学员的好评。

教学研究

中医专业课程设置刍议

1984 年 6 月，济南会议把课程设置作为全国高等中医教育改革的重大课题来研究，指出"在改革中要从实际出发，因校制宜，探索前进，立足当前，着眼未来，不搞一刀切"。根据上述精神，对我院中医专业的课程设置提出以下建议。

一、指导思想

邓小平同志提出："教育要面向现代化，面向世界，面向未来。"给教育改革指明了前进的方向，是中医专业课程设置的指导思想。为什么要以"三个面向"作为课程设置改革的指导思想呢？因为 20 世纪 80 年代中医的知识结构与过去有很大的差异，过去的中医只要有文、史、哲的基础知识，有中医的系统理论和丰富的临床经验就行了，而当今中医本科生的知识结构要求是很高的，不仅要学会和掌握中医学的系统理论，还要了解和掌握现代医学、自然科学、人文科学的新进展，这样才能继承和发扬中医特色，促进中医现代化，使之与现代科学同步发展。

二、因校制宜

我系的中医专业是开设在西医院校里的，中医普通基础课、西医基础课、临床专业课程的师资和设备条件相对较好。在这样的特定条件下，其课程设置与学时，就存在着从实际出发、因校制宜的问题。在保持和发扬中医的特色、培养合格中医本科生的前提下，加宽西医学的基本知识面，使之在今后的临床工作中不仅能运用中医的理论体系进行辨证论治，还能运用西医的诊疗手段分析与治疗疾病。基于此，我们历年来的教学计划中，西医诊断学基础和内科学的学时略高于卫生部下达的教学计划，同时还安排了8周的西医内科毕业实习。到今年为止，从已毕业的四届本科生来看，大多数毕业生受到用人单位的欢迎和患者的好评。

此外，利用我院外语师资力量较强的有利条件，开设了英语和日语课程，总计300学时左右，比卫生部下达的计划多100学时。加强外语学习，对于打开学生今后获取知识的窗户，促进中医与现代科学同步发展有不可估量的作用。

三、增减合并课程

现行的中医专业课程有三大弊端，一是课程门数多，都是必修课，学生负担过重，限制了学生智力和能力的发展；二是课程之间，特别是以原著为教材，内容重复较多；三是培养目标多为大内科，与社会迫切需要的短线专科人才不相适应。针对上述弊端，必须对现行中医专业的课程设置采取"三增三减一合并"的措施加以改革。

"三增三减"，既增加自学时间，减少讲课学时；增加选修课，减少必修课，增加实践性教学环节，减少理论教学时数，使三者比例适当，以利于充分发挥学生学习的主动性。我们从85级起，将原来的37门必修课减为32门，总学时由3967学时减少至3432学时，周学时由原来的27学时左右减至24学时左右。开了9门选修课计501学时，分别是：中国医学史、中医各家学说、中医外科、中医伤科、医学电子学、气功学、中医辩证法及方法论、文献检索学等。这样，增加了学生的自学时间，减轻了课程负担，也促进教师改革教学方法。要给学生一把打开中医学宝库的钥匙，而不是满堂灌，改变了学生上课记笔记、考试背笔记的被动学习局面。组织学生多进行病案讨论，多临床见习，多接触实际，自己阅读教材和参考书籍，培养学生的自学能力、分析问题和解决问题的能力。

"一合并"，即将某些内容和性质比较接近的两门课合并为一门课。如"黄帝内经"可作为"中医基础理论"的附篇；"金匮要略"也可分别将有关内容作为"中医内科""中医妇科""中医外科"的附篇；"伤寒论"可与"温病学"合并改写为"外感热病学"或者把"伤寒论"改写为"伤寒学"分总论、各论和附篇，与温病学齐名。这样不仅减少了课程门数和内容上不必要的重复，而且还可使学生由古至今、由易到难，循序渐进地学习和理解经典著作的内容价值及其在中医学发展上一脉相承的关系，这样也解决了长期以来中医课以一本书作为一门课程而使内容重复的弊端。有人可能认为把中医经典著作作为附篇是本末倒置，会削弱学生对于经典著作的深钻，而不能保持和发扬中医特色。汪老认为不但不会削弱，且将会加强。以"温病学"为例，如果用《温病条辨》或《温热经纬》等书为教材，都不如《温病学》这本教材好，学了《温病学》，对于阅读温病原著，可收事半功倍之效。至于学生重不重视研读原著，在于教学大纲的要求和教师诱导，诱导得好，学生是可以自己去积极研读原著的。

四、扩大专业知识面

当前社会迫切需要中医小科专门人才，而现行中医专业的课程设置又是以大内科为主体，与社会需要不相适应。为了加强小科专门人才的培养，以适应社会的需要，学校开设了定向选修课，就是把临床课除中医内科以外分至妇、儿、外、伤科；针灸、按摩科和眼、耳、鼻、喉科四组学科的学时集中用在一组学科上，缩短战线，便于攻关，以达熟悉一组学科的基本理论、基本知识和基本技能的目的。学生在实习中主要实习内科和其选修的一组学科，从而培养出熟练掌握内、妇、儿科或内、外、伤科，内科及针灸、按摩科，内科及眼、耳、鼻、喉科人才，既适应社会需要，又保持和发扬了中医学的特色。

中医人才的知识结构和能力培养

知识是指人们在改造世界的实践中所获得的认识和经验的总结，能力是指能胜任某项任务的主要条件。知识和能力是相互联系、相互促进的。中医学有其独特的理论体系和固有的特点，因此中医人才的知识能力也应有其自身的特点。

中医学的发展史表明，中医理论体系在古代形成时就处处渗透着时代的先进科学知识，如哲学、天文、地理、气象和心理等知识，因此，当代中医人才的知识结构也应当以中医学为主体，兼容包括西医在内的自然科学和人文科学的有关知识。

一、古代中医人才的知识结构和能力培养

1. 知识结构的特点

（1）丰富的文、史、哲、医知识：文、史、哲知识是我国历代知识分子修身、齐家、治国之根本。古代从开始读书到科举考试甚至做了官，都要学习四书、五经、二十四史等经典书籍，中医学者处在这种社会环境里，不可避免地受其影响。宋代范仲淹在不得意时曾说："不为良相，愿为良医。"历代一些科举考试落榜或官场不得志的文人，认为范仲淹的这句话很有道理，不少人弃政学医，逐渐形成了文、史、哲、医四位一体的中医人才知识结构，故有"文是基础医是楼"之说。自古以来，凡在中医学术上有卓著成就者，多在文学、史学、哲学上有坚实造诣。据记载，晋代针灸学家皇甫谧曾为当时引起"洛阳纸贵"的文人左思撰写的《三都赋》作序文。孙思邈七岁上学，日诵千余言，学识渊博，唐朝宰相魏征主编五代史，曾多次请教于孙，而孙"话周齐间事，历历如眼见"。明代李士材被赞"文学修养扎实，医学造诣尤高"。清代薛生白、徐大椿更是医文并茂。薛虽"两征鸿博不就"，但"所著诗书甚富"。徐大椿则一生好学，博览群书，钻研细透，评论精确，他经手批阅的各类古书不下千余种，可见其文学修养之深。有不少人虽是中年才弃文就医，但都成为著名的中医学家，究其重要原因，是他们具有坚实的文学基础，能很快地把握中医学的要领，完成由其他学科向中医学的渗透。

中医学理论体系的形成与古代哲学思想是紧密联系、不可分割的。从某种意义上讲，中医学理论体系中的"阴阳""五行""精气""天人相应"等学说就是古代哲学思想的移植和发展。历代中医学家都强调，要真正地学好中医，必须对与古代哲学思想相关的中医理论追根溯源，了解其本意，加深理解，所以不少医学家都深钻古代哲学。梁代陶弘景学识渊博，好道术，通哲学，梁武帝常向他请教吉凶、征讨大事，当时人称为"山中宰相"。孙思邈在青年时代即研究老

子、庄子等百家学说。唐·王冰注释《素问》，其影响之大，是由于他"弱龄慕道，夙好养生"，善用老庄哲理来阐发《素问》奥旨之故。孙一奎在《医旨绪余》中明确提出："不知易，不足以言太医。""深于《易》者，必善于医，精于医者，必由通于《易》。"说明"医不可无《易》，《易》不可无医"。由此可见，文、史、哲、医紧密联系，融为一体，是古代中医人才知识结构的基本特点。

（2）广博的多学科知识：中医学研究的对象是人，而人体是极其复杂、细微的。因此，要求中医人才必须具有多学科知识。《黄帝内经》就体现了这个观点。《黄帝内经》在阐述生理、病理、诊断、治疗、摄生等每一部分的内容时，都渗透着当时人们对天文、历法、地理、气象、心理、社会等的有关知识，因而才能提出人与天地相参的因人、因地、因时制宜的整体辨证论治思想。《黄帝内经》对中医人才的知识结构还提出了"上知天文，下知地理，中知人事"的要求，因而历代医家都非常重视多学科知识的学习，努力使自己成为博学多才的医生。医圣张仲景，其一生"勤求古训，博采众方"；王叔和精脉学，还"通经史……洞察养生之道"；葛洪一生读书很多，上至诸子百家，下至一般杂文，均广为阅读；鉴真大师，十四岁出家后，除勤攻佛学，还刻苦学习医学、语言文字学、哲学、历史、数学、书法、建筑学等，终于成为名扬中外的高僧和名医；北宋文人沈括，据称"博学淹贯，无所不通，于医尤精"；李时珍"读书十年，不出户庭，渔猎群书，搜罗百氏"，他所写的《本草纲目》就参阅各种书籍 800 余种。可见博学是古代医学家的一大特点。

2. 能力培养特点　强调诵读、善于思辨、重视实践，是古代中医人才能力培养的主要特点。

（1）强调诵读：诵读是学习中医不可缺少的重要环节，早在《黄帝内经》中就提出了学习医学要遵循的"诵、解、别、明、彰"五个步骤。为何把诵读放在学医的首位呢？因为只有诵读之后，才能理解、辨别、明了、融会贯通、登堂入室，可见诵读之重要。古代医家十分强调诵读，认为"医之为道……非勤读善记之人不可学也"（《医学源流论》），同时还强调对经典著作非读不可。正如《医医病书》云："不读古书，安于小就，得少便足，囿于见闻，爱简便，畏繁重，喜浅近，惧深奥，大病也。《神农本草》《灵枢》《素问》《难经》《伤寒论》《金匮要略》《易经》《诗经》《周礼》《礼记》断不可不读也。"古人强调通过诵读来掌握知识是有积极意义的，因为通过诵读既有助于提高记忆力，又为思辨奠定了基础。

（2）善于思辨：思辨是格物致知的推理方法。由于历史条件的限制，中医学的理论主要是由现象描述、经验总结与古代哲学思想相结合而形成的，因而古代中医学家大多具有较强的格物致知的思辨能力。古代医籍、医案，特别是经典注释，大都是将生理、病理现象进行类比，对临床治疗经验加以归纳，再将阴阳、五行等的含义与之结合起来思辨并分析、推理，而后作出各种解释。这种思辨性的推理方法虽然是以宏观为主，但有指导临床的实用价值。如中医学的藏象学说用五行的特性来归类五脏的属性，并用五行学说的生克规律来论证五脏之间的资生和制约关系，任何一脏都与其他四脏有着生我、我生、克我、我克的联系，这一推断不仅至今仍对临床有意义，而且与现代控制论中反馈论的含义颇为相似，我们可以说，五行学说是古代的控制论。由于这种思辨能力主要是靠学习古代哲学而获得，故历代的医学名家无不认真学习和钻研《周易》及老、庄哲学。

（3）重视实践：实践出真知，历代不少名医都极为重视临床实践，乐于解除劳动群众的疾苦。扁鹊、华佗长期在民间行医，治好了大量的危重患者。扁鹊巡诊于晋、虢、赵、齐、秦等国，华佗也到过山东、江苏、安徽、四川等省巡诊，由于他们医术精湛，才识超群，疗效卓著，至今仍流传着许多"起死回生"的杏林佳话。吴又可、吴鞠通经历多次瘟疫流行和长期临床实践的考验，才达到出神入化、炉火纯青的境界，写出《温疫论》和《温病条辨》两部温病学专著。王清任勇于创新，重视实践，其所撰《医林改错》一书对我国解剖学和临床医学有重大贡献。王清任主张著书立说"必须亲治其症，屡验方法，万无一失，方可传与后人"，他认为主观侈谈及不经实践而抄袭著书欺人者，"其言仿佛是真，其实脏腑未见，以无凭之谈，作欺人之事，利己不过虚名，损人却属实祸"。由于王氏重视实践，故其所创活血化瘀诸方至今仍有很大的临床实用价值。李时珍能写出《本草纲目》巨著，不仅在于"读万卷书"，而且还在于重视实践，历三十载，行万里路，访千百人，向社会调查，向自然学习。

二、现代中医人才的知识结构和能力培养

为了使中医人才知识结构符合中医现代化和三个面向的需要，必须对古代中医人才知识结构进行改革和更新。更新后的中医人才结构的标准，应当是既保持中医学特色，又体现时代气息的。为此，必须抓住继承与发扬这两个关键环节，作为现代中医人才知识结构的指导思想。现行高等中医教育计划的课程安排基本体现了上述要求。

1. 知识结构要求 现代中医人才的知识结构，是以中医学知识为主体，兼有西医学和其他自然科学及人文科学的有关知识。

（1）宽厚的中医知识：中医专业的本科学生系统、全面地学习并掌握中医学知识是首要任务，否则要继承发扬祖国医药学、实现中医现代化等，都将是一句空话，是无源之水，无本之木。任何学科的发展，必然是在前人积累的知识基础上的深化和进一步提高，要实现中医现代化，首先要继承前人的学术，了解中医学的历史、理论、方法、经验及其现状，才能纵观全局，站在巨人的肩上，使中医学不断创新和发展。为了全面系统地掌握中医学知识，中医专业的学生要学习20多门中医学课程，这方面的内容，在"中医专业课程设置刍议"部分已有介绍，在此不再重复。

在学好中医学有关基本理论课程的同时，要加强传统的文、史、哲有关知识的修养。因为中医学是一门文、史、哲、医紧密结合的学科，往往是把医理与文理、哲理紧密结合来阐释人体生理、病理、诊断、治疗等问题，所以要读通古医籍，必须学好《医古文》，并对传统的文化和史学等有关作品及史传等进行学习研究。

（2）必要的西医知识：中医专业人才要学习西医知识，也就是要同时学习两种不同理论体系的医学知识，但这不应造成中西混淆。因为中医、西医虽然理论体系不同，但服务对象和目的是一致的，它们可以互相渗透，取长补短。30年来，中医高等教育都包含有必要的西医学课程。各中医院校培养的毕业生遍布全国，大部分都已成为中医医疗、教学和科研单位的骨干，从实际来看，说明中医专业开设一定的西医课程是完全必要的。因为西医学重视形态学的观察，较好地利用了时代的先进科学技术，对人体的组织结构、疾病的发生发展，从微观方面有较为深刻的认识，如显微镜、X线、同位素、超声波和电子计算机等来自自然科学的重大发明，被西医应用，从而出现了分子生物学、X线诊断学、核医学、超声诊断学及一系列的生理生化检查等。取上述西医之长，补中医侧重宏观而微观不足之短，将现代科学诊查疾病的手段与中医整体观指导下的辨证论治特色相结合并非中西混淆，所以现代中医专业本科生的教学计划中也设有 10 多门西医课程，它们包括了西医解剖学、组织胚胎学、生理学、病理学、病原微生物与寄生虫学、药理学、诊断学、内科学、外科学等必要内容。

（3）有关的自然科学知识：人类已步入 21 世纪，各个领域里的自然科学都在飞速向前发展，新理论、新思想、新发现接踵而至，令人目不暇接。电子计算机的应用与普及、原子能的利用、空间技术、生物工程等新技术革命席卷全世界。就生物学领域而论，人们的认识已经深入到了大分子水平。特别值得注意的是，近年来数学方法与生物学结合，使生物学对生命现象从定向研究转向定量研究，把人类对生命世界的认识提高到了一个崭新的阶段。中医学虽然在《黄帝内经》中已经与当时的天文、地理、历法、气象等自然学科结合，但由于种种原因而没能够有效地吸收，近代也没有利用自然科学具有划时代意义的实验方法，没有移植和运用近代以来发展的各种先进的技术手段，因而各种方法至今尚保留着较古朴的形式，对问题的分析、解决基本上仍采用中医传统的思维方法，而且结论推理性的多，尚欠精确。为了使中医学的发展跟上时代科学技术发展的步伐，对传统中医人才的知识结构必须加以"扬弃"，要充实新内容，使之适应中医现代化的要求，更好地为人类保健服务。更新中医人才的知识结构，既要保持用传统中医理论方法来指导辨证论治的特点，又要使中医学的各种辨证方法逐步实现其客观化、规范化和标准化，后者必须借助于现代自然科学的有关实验研究和技术手段。这是历史的必然，时代的要求，也是新一代中医人义不容辞的责任。

（4）一定的人文科学知识：所谓人文科学，系指对社会现象和文化艺术的研究，包括哲学、经济学、政治学、史学、法学、文艺学、伦理学和语言学等。我们学的是中医专业，工作对象是疾病，虽不是政治思想家，但要学点人文科学，因为这是时代的需要，是与古代中医人才的知识结构即文、史、哲、医四位一体的特点相一致的。医学虽然属于自然科学范畴，但与社会科学是密切相关的。因为医生所接触的对象是有思想感情的患者，而不是机器或仪器，所以要求医生不仅要掌握医疗专业知识，而且要了解和熟悉一定的社会心理和医学伦理等方面的知识。这方面的知识虽在《黄帝内经》和历代有关医著中已有散在论述，但未形成学科，今天有了良好的条件，当然应该学习了。值得提出的是，中医专业的本科生必须学好外语，因为中医药是中华民族几千年来造福于人类的瑰宝，为了使这一瑰宝在人类保健事业上做出更大贡献，必须要让世界上更多的人了解中医、学习中医和应用中医，同时也要不断地吸收国外有益于中医的知识来充实中医、发展中医。目前，世界上许多国家的"中医热""中药热""针灸热"方兴未艾，越来越多的学者、专家致力于研究中医，而且在研究方法上有了新的突破，获得了新的成果，只有熟悉和运用外语工具，才能综观各种信息，使中医学屹立于世界医学之林。

2. 能力培养要求 从某种意义上讲，能力比知识更为重要，因为人们掌握和应用知识需要相应的能力。在现代社会科技知识迅猛发展的情况下，把大脑仅视为贮藏知识的仓库是很不够的，在具备一定知识的基础上，更应重视能力培养。日本学者川上正光所讲"知识，百科全书可以代替，可是，考虑出新思想、新方案，却是任何东西也代替不了的"这段话，说的就是能力的作用。中医人才的能力，主要包括观察能力、思维能力、想象能力、自学能力、表达能力、科研能力、组织能力、实际操作能力和创造能力等方面。有的学生读书虽功课全优，但一接触临床实际，却显得笨拙受窘，就是没有认真地进行能力培养和锻炼之故。

（1）观察能力：观察能力是指人们运用视觉、听觉来获得信息及审查客观事物外在征象的能力，它是智力活动的门户和源泉，是思维的触角。中医更离不开观察能力，知其内者必当观乎外，凡临床经验丰富、望诊技巧高明的中医，只要观察患者的外表、形态、面容、肤色、舌苔等，就可大体了解病变部位、性质，这叫"望而知之"。观察能力的培养需要有一个不断实践训练的过程。每个同学都应当在实验课、见习、实习过程中，或在课外活动中，有意识地培养和训练自己的观察能力，努力做到客观、全面、敏捷。客观，即观察事物时要避免感官的局限性和主观因素的干扰；全面，指从一定的深度和广度及时间的延续性上了解事物的全部特征和事物间的联系；敏捷，是指对客观对象的敏感性。如临床上要能善于发现容易被忽略而又能反映疾病本质的症状和特征，这就取决于观察力的熟练程度，人的观察力并非生来就有，一成不变，而是可以在学习中培养的。怎样培养观察力？以望诊为例，一要明确观察人的神、色、形、态的意义及其内容；二要树立浓厚的观察兴趣和掌握良好的观察方法；三要不断积累丰富的知识经验，持之以恒，定可收效。

（2）思维能力：这是指人脑对客观事物间接的、概括的认识能力，包括分析与综合、比较与归类、抽象与概括、判断与推理和想象等能力。人们的思维能力，有再现、发现和创造之分。再现型善于积累知识及有效地再现；发现型能在前人的知识、经验基础上有所提高和发展；创造型能在科学上做出发明和突破。只有运用思维方法，才能深刻地理解中医学的整体性、系统性和高度概括、具体分析、取类比象等方法的科学性，以及继承和发扬中医学遗产的重要性。思维能力的培养，就中医来说，主要是通过学习辩证思维方法来获取思维能力，精心安排复习内容，在复习中有意识地锻炼思维能力，并在临床病案分析中训练思维能力，用写作来提高逻辑思维能力等。

（3）想象能力：想象能力是思维能力之一。智力的奔放、飞腾要靠想象力。通过观察和思维所获得的信息、事实、推论和设想等好比是空气，想象能力就是翅膀，两者结合，智力就能够展翅高飞。《文心雕龙》称想象为"神思"，通过想象，可以使人"思接千载""视通万里"，打破时间和空间的界限而任意驰骋。晋代陆机《文赋》中"观古今于须臾，抚四海于一瞬""笼天地于形内，挫万物于笔端"也说的是想象力的作用。中医学的"玄府说""戾气说""卫气营血辨证"等，都是古代医家在深钻中医学中的特殊想象，它推动了中医学的创新和发展。中医未来学的憧憬设想，也是想象力的作用。由上述可知，想象力在学习中有增强主动性、赋予生动性、提高创造性的作用。想象力是人脑的重要功能之一，在一般情况下，我们只动用了约15%的想象力。因此，同学们必须按中医专业教学计划的要求，努力学习，积极思维，不断丰富客观的各种表象、语言文字、生活经验等，培养、训练想象力。

（4）自学能力：自学能力包括阅读教材、古医籍和科技期刊的能力；查找文献资料的能力；熟练地使用多种工具书的能力等。中医学有浩如烟海的文献，且文字深奥，再加上现代科技有情报数量多、增长快、交叉广和保密性强的特点，如果大学生没有独立自学的能力，仅依赖课堂教学，满足于老师的指导，往往会陷于找不到、看不懂、读不完的困境。培养自学能力不仅因为前已述及的现代中医知识结构中的许多内容要通过自学来完成，而且更重要的是将来在工作中绝大部分知识也要靠自学来获得。因此，自学能力的关键在于学会掌握获取知识的方法——猎枪和点金术。有了自学能力的猎枪和点金术，还要有自我管理能力，这是成败的重要环节。所以大学生对学习、生活不但要有自我规划、自我评价、自我控制，而且要坚持不懈，持之以恒，才能终生受益。

（5）表达能力：表达能力包括语言表达能力、文字表达能力、曲线图表达能力和数理计算机表达能力等，如交谈、讨论、演讲、答辩、书写病历、撰写论文、绘制图表，以及运用医用统计学来说明事物的有关情况等，这些是医生必备的基本能力，是交流医学信息的重要条件。经常交谈，可互相启发，打开思路，故有"闻君一席话，胜读十年书"之说。要成为能做、能说、能写的医生，就应当努力锻炼各种表达能力，要经常地、主动地参加相关讨论会和演讲会，或通过为报刊、杂志撰稿等活动来培养表达能力。

（6）科学研究能力：科学研究能力实质上包括洞察能力、分析能力、基本实践与实验能力和设计能力。培养中医大学生的科研能力，对继承和发展中医学具有重要意义。中医现代化研究的课题甚为广泛，诸如中医学方法论的研究、中医哲学的研究、藏象理论的研究、经络腧穴理论的研究、精气理论的研究、四诊理论研究，以及临床急重症抢救研究等，都有许多空白等待着后来者去填补。在学生时代培养科研能力，主要是学会读书、学会思索、学会查找和积累资料、学会撰写论文、学会课题设计，开展一些尝试性的科研活动，为在今后的工作中进行科研工作打下良好的基础。

（7）业务管理能力：业务管理能力是指完成医疗、教学、科研的业务能力。一个合格的中医人才，不仅要有医学方面的能力，而且应有一定的组织管理能力，才能在医疗活动中运筹、决策、完成任务。例如制订群体的预防措施、开展流行病学调查、组织会诊讨论或急救工作、拟定和实施危重患者的处理方案、管理病房或病床等，都不是光靠高超的医疗技术就能完成的，还须有良好的管理能力配合。这种能力的培养，除了参加校内外有关的社会活动，有意识地进行观察外，更重要的是在实习中主动自觉地、积极地、有目的地观察模仿，同时还要学习有关的业务管理知识。

（8）实际操作能力：实践操作能力指诊疗技术的具体操作、接触患者和应急能力等。中医学是一门技术性较强的应用科学，既要动脑，也要动手，因此对诊疗技术操作（有关诊疗仪器的使用和急救术、针灸、按摩、外伤科手术等）必须达到较熟练的程度，这种能力只有在见习和毕业实习中多观察、多摹仿、多练习，才能训练手脑结合并不断获得提高。接触患者的能力指医生的医德医风及其诊疗技术灵巧等。接触患者，首先应做到仪表庄重、态度和蔼、语言简明、交谈和谐、问病有序、解答耐心；其次要善于运用多种知识（医学、社会、心理等）去观察患者的动态，分析患者的心理，了解患者的欲求，取得患者的信任，从而掌握真实病情，才能提出合理的治疗方案。上述两点对于当前由社会、家庭和个人情志因素导致的诸种疾病有极为重要的意义。医生必须加强医德医风的修养，才能提高接触患者的能力，较好地完成诊疗任务。应急能力主要指对危重患者的抢救能力，对于危重患者要及时、镇定、果断地进行抢救，要胆大而心细地恰当处理。既要有可能发生病情恶化的思想准备，又要立即采取符合原则的、有力的应急措施。处理之后，还应不断地观察其可能发生的病情变化。提高应急能力必须掌握坚实的基础理论知识和熟练精巧的操作技能，以及敏捷灵活的思维方法。后二者必须经过反复训练和不断实践，才能获得提高。

（9）创造能力：创造能力是思维能力与想象能力有机结合的特殊能力，是一种高层次的思维能力，包括发现新事物、提出新理论、引进新技术、开拓新领域、创造新方法和新工具等能力。中医人才的创造能力可分三种类型：一是发掘型，即研究古人的理论经验，揭示其本质，使之系统化、规范化；二是发现型，即在研究和整理中医理论和方法上有新的认识和发现；三是创新型，即在现代化自然科学向中医学渗透或移植中，使中医的理论和方法有所发明和创新。中医人才必须加强创造能力的培养，以及思维能力、想象能力、科研能力的培养等。此外，能力不局限于上述内容，总之，必须有分析问题和解决问题的能力。

浅谈启发解惑在教学中的作用

在教学中，若把学生的大脑看成是贮藏知识的仓库，忽视调动学生的积极性，仅凭自己"多给学生讲授一些知识"的主观愿望，在讲课中过多地旁征博引，堆砌资料，从书本到书本，以古语解释古语或自始至终平铺直叙、照本宣科，要求不明确、重点不突出，其结果是教师费力大，学生收效微。汪老在多年来的教学中认识到上述"注入法"和"满堂灌"教学方法的不足，强调把传授知识与培养能力结合起来，激发学生的求知欲、调动学习的主动性，才能收到提高教学质量的预期效果。由此，汪老采用了启发解惑的方法。

一、启发解惑在教学中的意义

启发，是古代教育学家孔子在《论语》中提出的，"不愤不启，不悱不发，举一隅不以三隅反，则不复也"。后世将这段话概括为启发教学，其基本精神是：要求教师引导学生积极开动脑筋，思考问题，能举一反三或闻一知十；要求教师引导学生自己走而不是被牵着走；要求鼓励学生自觉学而不是代替学生作结论等。这对于指导教学有重要意义。

解惑，是唐代文学家韩愈给教师提出的三大任务之一，他在《师说》中说："师者，所以传道、授业、解惑也。"传道，就是给学生讲学习方法和规律；授业，指传授专业知识；解惑，是给学生解答百思不解的问题。"人非生而知之者，孰能无惑，惑而不从师，其为惑也，终不解也。"说明解惑是教师的重要职责，古为今用，其义犹新。

启发解惑必须贯穿于教学的全过程，所谓全过程即学、思、习、用四步。《中庸》提出的"博学之，审问之，慎思之，明辨之，笃行之"和《素问·著至教论》提出的"诵、解、别、明、彰"，都是讲的学、思、习、用全过程。学，是指学业务知识和学习方法；思，是指启发思维，独立思考；习，即"学而时习"，指不断复习巩固所学知识；用，即运用医学理论知识去分析疾病和处理疾病。如果一个教师不按教学的全过程去要求学生，只讲授知识，不管学习方法，不注意培养学生的兴趣和能力的话，那么，他的教学方法将是"授鱼"而不"授渔"。古人说："授之以鱼，只供一饭之需；授之以渔，则终身受用无穷。"可见启发解惑在教学中有"授渔"的重要意义。

二、启发解惑在教学中的作用

启发解惑，能激发学生的兴趣和积极性，使其对所学课程产生兴趣而自觉地学习。汪老在"温病学"教学中用之，收到了较好的效果。其具体做法如下。

1. 讲清内容目的，启发学生自学 温病学的教学也有内容多、课时少之难。上篇六章，下篇七章，附篇为叶、陈、薛、余四家的原著，共20余万字，如不启发学生自觉学习，是不能在90学时内完成教学大纲的要求的。因此，第一堂课汪老就很清楚地讲明温病学的主要内容和教学目的。以"温病学研究的对象和任务"为题，着重讲明：什么是温病和温病学？为什么要学习温病学？怎样学好温病学？温病学的主要内容有哪些？使学生首先明确温病学的大体内容和教学目的，同时明白地告诉学生，通过学习，要求对重要原理和基本概念要有清晰的认识。这样内容清楚、要求明确，调动了学生自觉学好温病学的积极性。

2. 提倡默记兴疑，消化所学知识　温病学的基本理论和常见证候、治法、方药及有关重要原文等都要熟记，才能掌握。然而要求学生要熟记的则教师先要记得，怎么记？就是利用一切可以利用的时间（如静坐、走路、散步、劳动或睡觉前、起床后）对已熟读的东西或所写的教案进行默记，有忘记的地方再翻阅一下，久而久之，则要记的内容了然于胸中，讲起课来也就自然、生动、流利了。熟读和默记是学好中医学不可缺少的环节。

兴疑，即是启发学生多思考和产生疑问。有疑才会有思，思而不解就会有问。多疑则多思，多思则多问。疑、思、问统一，才能真正消化知识。古人说："学则须疑，于无疑处有疑，方是进矣！"怎样启发学生兴疑？在讲有关原理和概念时，可多问为什么？让其思考或令其答复，也可根据学生已学过的知识而提出疑问，让学生找答案。如汪老在组织课堂讨论卫气营血是温病的辨证纲领时，就向学生提出以下疑问：温病学的卫气营血与《内经》的卫气营血有何异同？为何叶氏以后有的温病学家不用卫气营血辨证？为什么最崇拜叶氏的吴瑭也另立三焦辨证？卫气营血辨证、三焦辨证和六经辨证之间的关系如何？卫气营血是温病的辨证纲领从哪些方面体现出来？这五个问题弄清楚了，不仅加深了对卫气营血这一温病辨证纲领的认识，而且更加深了对整个温病学的认识。由此可见，兴疑是一种寻根究底，是从正面、反面、侧面去吸收和消化知识的好方法。正如朱熹所说："读书无疑者，须教有疑，有疑者却要无疑，到这里方是长进！"

3. 善用综合分析，融会贯通原理　所谓综合分析，就是运用高度概括、具体分析的方法，帮助学生把所学的基本知识和重要概念融会贯通，使之条理化和系统化，汪老常采用的方法有两种。

一种是标题含内容，即根据教材的不同章节拟出醒目标题，再按内容进行讲授。如讲"温病学的发展概况"时，汪老根据教材把温病学的发展划分为"萌芽""成长""成熟"三个阶段，另拟四个小标题为"孕育于《黄帝内经》《难经》""阐述于汉晋隋唐""成长于刘、王、汪、吴""成熟于叶、薛、吴、王"，然后按标题进行讲述。同学们反映说：这种归纳分析的方法好，只要记住标题，就可回忆出老师讲的和教材中的内容。

另一种是归类比异同。这是把一些既有区别又有联系的内容集中起来，分析比较其异同点，加深理解和认识。如卫分证几乎在教材的每一章中都有提及，显得分散、重复，汪老在讲治疗温病学的解表法时，强调要以温病辨证为纲，前联病因，后联诊法、治法，从而把它归纳为：风热袭卫、湿热遏卫、暑湿犯卫、燥热伤卫、温毒侵卫和风寒束卫（主要与前五型进行区别）六个证候，分析比较其临床表现、治法、方药的异同点。学生反映收获大，认为这不是简单重复，而是前后联系、融会贯通的综合分析法，激发了学生把温病学课程学活、学好的兴趣。

4. 认真组织讨论，培养思维能力　认真组织讨论，既可检查教学效果，也可激发学生积极开动脑筋、锻炼思维能力。可分课堂讨论和小组讨论两种，前者先给学生指定题目和参考书，让学生先写发言稿，审阅后安排发言（每堂安排 6 ~ 8 人发言），再由教师作小结，这样讨论，既能加深学生对问题的认识，又可加强老师对学生情况的了解。小组讨论一般是病案或专题，让学生自由发言。上述方式组织好了，可大大激发学生自觉学习的主动性。

三、启发解惑要求教师要虚怀好学

要做一个善于启发解惑的教师，必须要虚怀好学。汪老认为一个高等院校的中医老师，首先在思想上要忠于党的教育事业，要热爱中医学、热爱学生、热爱自己的专业；其次要树立虚怀好学的作风和师德，应把"学而不厌，诲人不倦"这两句话作为自己的座右铭。

"学而不厌，诲人不倦"是孔子提出来的。有人认为前者是对学生而言，后者才是对老师而言的，其实两句话都完全是针对教师的。故孔子说："温故而知新，可以为师也。"为什么呢？温故知新有两个意思：一是温习旧的知识，可以加深理解而获得新的收获；二是任何一门课程都必须在已有内容的基础上不断发展和补充新的内容，并把新的内容纳入原内容之中，如此新旧联系，才能收到融会贯通、触类旁通的效果。一个好教师，能够随时随地、明白易懂地解答学生所提出的各类问题，是颇不容易的，故有"解疑要比讲课难"之说。因此，要做一个合格的中医教师，必须用"学而不厌"的精神深钻中医学，特别是对自己所担任的课程，更应从教学计划、大纲、教材、有关原著和参考资料等，采用熟读精思的方法，认真钻研。只有在"学而不厌"上下功夫，才能在"诲人不倦"上出成绩。

川派中医药名家系列丛书

学术传承

汪新象

汪新象学术传承

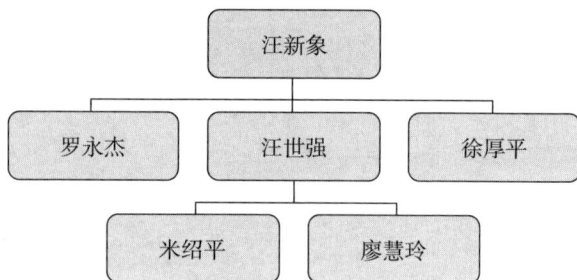

罗永杰

罗永杰（1941—　），男，四川古蔺人。古蔺县中医院副主任中医师，四川省名中医。1962 年师从汪新象教授。历任古蔺县第七、八届人大代表，第一届泸州市政协委员，第二届泸州市人大代表。20 世纪 60 年代初立志献身于中医事业，师从汪新象教授，潜心研修中医药学，在基层长期从事中医临床及草药研究。70 年代发明"紫虎烧伤油"，并参加"赶黄草"等中药的临床应用研究，获古蔺县"科学技术进步拔尖人才"称号，享受特殊津贴。自研的"活血心脑灵"对心脑血管病颇有疗效，获古蔺县科技进步二等奖，"参花袋泡茶"获古蔺县科技进步三等奖。1984 年受聘担任成都中医学院函授兼职教师，其事迹被《中国当代中医名人志》《中国名医列传》收载。

继承发扬岐黄之术，临证四十余年，对中医内、妇、儿、伤科均有研究，尤其对胃病、肾病、中风后遗症、顽固性哮喘、高血压、肝胆病及骨关节病和妇科杂病、小儿发热、咳喘、疳积的治疗都有较好疗效。罗永杰主张从脏腑辨析疾病，尤其在卫气营血及三焦辨证的基础上，提出急性热病从胃、肾论治的新观点。其先后发表《急性热病从胃肾论治探析》等论文，获得中国中医研究院优秀论文奖。临床上力主中草药与西药并用，执笔撰写《草药治疗常见病手册》，该书运用中医理论指导草药应用，按君、臣、佐、使的组方原则组创草药新方百余首，广泛应用于临床，收效良好。

善用经方治疗危重疑难杂病，认为痰瘀交阻为基本病理。首创胃病从痰论治，心血管疾病痰瘀交阻论，风湿、类风湿病奇经论治。以草药治疗肾病、五苓散治疗结石等均独具特色，在川、滇、黔赤水河一带有较大影响。

汪世强

汪世强（1954—　　），男，四川古蔺人。西南医科大学附属中医医院主任中医师，教授，第五批全国师承指导老师。从事临床医疗工作30余年，毕业于成都中医药大学，曾于1989年在成都中医药大学系统进修学习中医理论基础。1979年1月，跟随父亲临床诊治、整理医案。1983年始发表学术论文，已公开发表学术论文30余篇，完成专著《中医防病与养生》，并完成省、市、医院科研课题4项。

在多年的临床实践中，注重理论结合实践，善用经方、时方治病，特别善用扶阳理念扶助人体阳气，收到良好效果。论文《试论黄疸病证治思路》《汪新象学术思想及临床经验简介》等论文获国家、省、市级优秀论文奖。

汪世强擅长运用中医中药治疗各种疑难杂病，对内科、妇科、儿科各种常见疾病有着独特的治疗方法，常用疏肝理气法、健脾除湿法、扶阳益气法等取得满意疗效，其在川南及四川省内有较高声誉。整理、总结、继承汪新象学术思想及临床经验，并在此基础上有所发扬。

徐厚平

徐厚平（1980—　　），男，四川泸县人，医学博士，副教授，为汪新象先生传承人。2009年毕业于广州中医药大学，中医学硕博连读，现为西南医科大学附属中医医院院长助理、治未病中心主任，中华中医药学会亚健康分会委员，四川省中医药学会亚健康专委会委员，主要从事中医治未病理论与临床研究。先后参与"十一五"国家科技支撑计划——中医"治未病"及亚健康中医干预项目2项，主持、主研厅局级课题4项，公开发表学术论文10余篇。参与《老年实用养生学》《老年实用调病学》编写，任副主编。

米绍平

米绍平（1969—　），重庆市潼南人，副主任中医师，副教授，硕士。1993年毕业于原泸州医学院中西医结合专业。1996年成都中医药大学内科硕士研究生毕业。在西南医科大学附属中医医院从事医、教、研工作至今。致力于中西医结合防治肝胆疾病，发表肝病相关论文7篇，主持肝病相关科研课题2项，参与肝病相关科研课题4项，获省市科技进步奖2项。2012年8月师承于汪世强教授并研习内科杂病。

廖慧玲

廖慧玲（1973—　），女，副教授，硕士生导师，博士，四川隆昌人。1998年毕业于原泸州医学院中医系，2006年在泸州医学院取得中西医结合硕士学位。2003年晋升为讲师，2008年晋升副教授。四川省第十批学术和技术带头人后备人选，四川省中医药管理局第三批学术和技术带头人后备人选，全国第五批老中医药专家学术经验继承人。中医理论及临床经验尽得多家名师真传。在临床实践中，擅长心脑血管疾病的诊治。共发表学术论文30余篇，主持科研课题10余项，科研获奖4项，获国家专利1项。2012年师承汪世强教授。

论著提要

川派中医药名家系列丛书

汪新象

论文

小柴胡汤加减治疗火郁咳嗽 50 例初探

《小柴胡汤加减治疗火郁咳嗽 50 例初探》，汪新象教授发表于《中医杂志》1986 年第 4 期，其特点如下。

1. 辨证论治，证准法效　汪老所选的 50 例患者临床症状一致。汪老指出其收集的病例，临床表现主要为夜间咳甚或昼夜阵咳，吐泡沫痰或清稀痰，苔薄白或微黄而润，舌质正常或偏红，脉弦细、弦数或弦；有的患者还伴有发热或寒热往来、胸胁胀闷、心烦欲吐、口干苦、汗出、气促等。辨证为外邪郁于少阳，化火伤肺，导致气机郁遏，肺气失宣，故治宜宣畅气机，解郁散火。

2. 辨证选方，方简效显　汪老根据"兼火郁，小柴清"之说，选择了小柴胡汤加减来进行治疗，并对小柴胡汤的药物组成进行了逐一分析。方中柴胡、黄芩、枳壳舒畅气机，解郁散火；半夏、生姜、细辛、五味子温肺散寒，化痰止咳；杏仁宣降肺气；甘草和中。全方具有解郁散火、宣肺止咳之功效。50 例患者均选用此方加减进行治疗，服用本方后，1 剂咳减，2 剂咳大减，3 剂咳痊愈者 23 例；3 剂咳减轻，6 剂咳痊愈者 21 例；连服 3～6 剂，咳嗽减但未痊愈者 6 例。效果显著，总有效率达 96%。

3. 验案举例，更易掌握　汪老特别列举了一位女性患者，1985 年 3 月 7 日就诊，咳嗽已 20 天，夜间咳甚，吐清稀泡沫痰，恶寒发热，口干苦，胸胁闷，苔白润，脉弦，从该病的临床表现能够很明确地看出外邪郁于少阳，化火伤肺，因此选择了小柴胡汤加减进行治疗。经 3 剂治疗后咳嗽已止。由此例看小柴胡汤治疗火郁咳嗽的效果更加直观。

4. 结论明确，评价合理　论文最后详细地阐述了火郁咳嗽的病机。火郁咳嗽的病机虽为肺气失宣，但与肝、胆、三焦的气机失调有关。肺主宣降，肝主疏泄，三焦司气机、水火的升降，而肺的宣降又要靠肝的疏泄和三焦的升降来调节。肝胆相为表里，胆与三焦同属少阳而司相火，其气机郁遏，相火不得泄越，郁化邪火上逆于肺，则咳嗽作矣。陈修园提出的"兼郁火，小柴清，姜细味，一齐烹"也支持汪老所提出的清解三焦郁火、温肺散寒为治疗火郁咳嗽之真谛的说法。汪老遂选用了小柴胡汤加减治疗火郁咳嗽 50 例，均取得了良好的疗效。

汪老从 1982 年开始收集此类病例，到 1986 年终于收集了 50 例并整理为论文，对临床医学工作者来说实用性强，临床借鉴意义很大。

浅谈《温病条辨》羽翼《伤寒论》

《浅谈〈温病条辨〉羽翼〈伤寒论〉》，汪新象于 1983 年 6 月发表于《四川中医》。本文从《温病条辨》与《伤寒论》的关系出发，阐明温病学派发展了伤寒学派这一观点。该文的特点如下。

1. 结构简要，一目了然　汪老在本文的开篇就明确提出温病学说发展了《伤寒论》，为了说明这个问题，该篇文章从温病学说较为完整的代表著作《温病条辨》与《伤寒论》的关系来进行剖析。

2. 对比层次清晰，简明易懂　首先从写作方法着手分析，《温病条辨》在写作方法上是仿照《伤寒论》的，均是遵循《黄帝内经》的理论要旨，即"学者必不可不遵经，不遵经则学无根柢或流于异端"。再者，对于上、中、下三焦病，同样仿《伤寒论》的做法写成条文式，并加自注，言简意赅，便于记诵。三是引用仲景原方或做化裁后用以治温病的方剂占《温病条辨》中方剂的 40% 以上。

从病机及辨证着手。病机方面，《伤寒论》六经病，从三阳至三阴是一个由表及里、由浅入深的过程;《温病条辨》三焦病，由上焦至下焦也是一个由表及里、由浅入深的过程。辨证方面，三焦辨证和六经辨证都是为了阐明外感热病的病理发展并指导辨证论治，六经辨证是外感病辨证论治的基础，而三焦辨证则是对六经辨证的补充。

从方药使用上进行对比。《温病条辨》共有 206 方，其中借用《伤寒论》原方且在组成上未作改动即用来治疗温病的就有 36 方，如治"温病解后，脉迟，身凉如水，冷汗自出者"，用桂枝汤;治温病愈后，面色萎黄，舌淡、不欲饮水、不食者，用小建中汤;治温病热撤里虚，下利稀水或便脓血，用桃花汤。但《温病条辨》在使用原方的同时又给原方赋予了新的意义，如《下焦篇》33 条在用桂枝汤时云:"此处用桂枝汤……不必啜粥再令汗出。"由此可见吴氏用《伤寒论》

方不是照抄照搬，而是根据病情需要作过一番改进的。

《温病条辨》中用伤寒方进行加减化裁者有 47 方，加上直接引用《伤寒论》原方的 36 方，共计 83 方，占《温病条辨》206 方的 40%，这就是《温病条辨》羽翼《伤寒论》的突出表现。例如《伤寒论》治心动悸、脉结代的炙甘草汤，将原方中不利于液亏阴伤的参、桂等温补之品摒弃，加入滋阴涵木的白芍，即化裁创制为六个具有复脉滋阴养血功效的新方。

《温病条辨》的创新。鉴于《伤寒论》详于寒而略于温，更略于温病夹湿的不足，吴瑭匠心独具地创立治湿温的方法并创制了许多有效的新方。汪老分别从解表、清利、化湿、养阴四方面对《温病条辨》独特创新的地方进行了论述。

3. 结论简明扼要　汪老通过对两本经典著作四个方面的对比，明确阐述了伤寒学派与温病学派之间的密切关系，证明了《温病条辨》继承、补充和发展了《伤寒论》，丰富了治疗外感热病的内容，确实起到了羽翼《伤寒论》的作用。

浅谈辨证论治

《浅谈辨证论治》，发表于《泸州医学院学报》1979 年第 2 期，该文有以下特点。

1. 开篇阐述辨证论治的定义　论文开篇即阐述了辨证论治的定义，举了失眠一例，症见心烦、失眠、面赤、口渴、口舌生疮、小便灼热、舌质红、脉数等，经过分析、综合，判断为"心火亢盛"证，选用"导赤散"方加黄连等。正如论文所说，中医治病不是着眼于"病"，而主要着眼于"证"。不管什么病，"证同治亦同""证异治亦异"。这种针对疾病发展过程中不同证用不同的方法去解决的法则，就是辨证论治的精神实质。中医在临床中往往用一个方法治许多病，治一个病又用许多方，其道理就在于此。

2. 重点阐述了辨证论治的注意事项　论文详细阐述了辨证论治的四个注意事项。

（1）辨证论治必须注意证的整体性：由于中医学重视人体本身的完整性和人体与自然环境的统一性，因而在治疗疾病上有因人、因时、因地制宜这样既原则又灵活的方法，即要按照人体的体质、性别、年龄、季节和地区的不同制订适宜的治疗方法。

（2）辨证论治必须以脏腑病变为基础：论文阐述了辨证是论治的依据，脏腑病变又是辨证的基础。中医的辨证方法很多，有六经、卫气营血、三焦、病因、气血津液和八纲辨证等，虽然各有其特点，但都是以脏腑病变为其共同基础的。这是因为无论外感或内伤，都是脏腑功能失常的病理反映，所以临床辨证不管采用什么方法，最终目的都要落实在脏腑病变上，否则无法论治。由此可见，辨证论治必须以脏腑病变为基础，才能更好地指导临床。

（3）辨证论治必须以照顾脾胃为关键：论文阐述了照顾脾胃是辨证施治的关键。因为"脾胃为后天之本""胃为水谷之海"，任何补益药或祛邪药都要靠脾胃吸收消化，才能发挥作用。所以历代医家都非常重视脾胃。唐代孙思邈说："五脏不足，调于胃。"说明调理脾胃是治疗五脏虚弱的关键。金元四大家之一的李东垣有《脾胃论》专著。明代张景岳提出："是以水谷之海本赖先天为之主，而精血之海又必赖后天为之资，故人之自生至老，凡先天之有不足者，但得后天培养之力，则补先天之功，亦可居其强半，此脾胃之气所关乎人生者不小。"张洁古说："不问何脏，先调其中，使能饮食，是其本也。"都说明在治疗中照顾脾胃确实是一个关键问题。在临床实践中，不仅脾胃本身的疾病需要治疗脾胃，对五脏六腑四肢五官等疾病，也可通过治疗脾胃而收良效。因为通过补脾土可以生肺金，益脾气可以生心血，补后天之脾可养先天之肾，健脾既可抑肝之乘，又可益肝之血，所以善治脾胃可使食欲增强，五脏得滋，正气旺盛，乃扶正祛邪之上法。是故中医方剂的配伍，不管是补益剂还是祛邪剂，大都寓有照顾脾胃之义。例如滋补肾阴的六味地黄汤之用茯苓、山药；治疗白内障的磁朱丸之用神曲；攻逐水饮的十枣汤之用大枣；大清胃热的白虎汤之用粳米、甘草；小柴胡汤和桂枝汤之用姜、枣、甘草；以及治疗热病伤阴常在大队补阴药中加入少量芳香醒脾和胃的砂仁、陈皮，都比单用养阴药的效果显著等，这些都足以证明顾护脾胃是中医治疗独有的特点。

（4）辨证论治必须抓主要矛盾：论文阐述了"治病必求于本"。"本"就是主要矛盾。一个病同时出现两种以上证候，必须从主证入手，先明主证，然后用药，捣其中坚，余证悉除。列举了张景岳所说："必确知为寒，则竟散其寒，确知为热，则竟清其热，一拨其本，诸证尽除矣……故凡施治之要，必须精一不杂，斯为至善。"就是说诊断疾病，要善抓证的主要矛盾，用药必须精一，不要杂乱。

3. 结论明确　最后一段明确得出了本文的结论，要求我们在临床诊疗工作中善抓疾病的主要矛盾，对中医学进行"系统学习、全面掌握、整理提高"，这样才能更好地掌握和运用整体观念、辨证论治这一认识人体、诊治疾病的思想方法，从而进一步整理、提高中医学的基本理论和临床经验，促进中西医结合，为实现"创造中国统一的新医学新药学"的伟大理想做出贡献，使中医学更好地为实现四个现代化服务。

本文理论联系临床，广大读者反映实用性强，对临床的指导意义很大。

论各种辨证法的相互关系

《论各种辨证法的相互关系》，汪新象发表于《泸州医学院学报》1980 年第 1 期，该文内容概括如下。

中医的精华之一是辨证施治。临床疗效高低，取决于辨证是否准确；辨证之正确与否，又在于能否熟练地掌握各种辨证方法；要将各种辨证方法灵活自如地用于临床，又必须弄清它们之间的相互关系。汪新象主要从三个方面去认识各种辨证方法之间的相互关系。

1. 八纲是各种辨证方法的总纲　八纲辨证与病因辨证二者是紧密配合、缺一不可的关系。两者结合，才能说明疾病的表里部位和性质。八纲辨证与脏腑辨证的关系也是紧密结合、相须为用的关系，两者结合，才能说明疾病所在的脏腑部位及性质。八纲辨证与六经辨证的关系就更为密切了，但也只有两者结合，才能说明六经病的部位和性质。八纲辨证与卫气营血辨证是自然结合而说明温热病的部位和性质的。八纲辨证与三焦辨证也是密切配合的：上焦为疾病初期，多属表证，中焦属里证；湿热留恋中焦，以人体中气虚实为转归，中气虚则从阴化寒而为太阴虚寒证，说明三焦辨证也是密切配合表里、寒热、虚实、阴阳的。八纲辨证与气血津液辨证更是密切配合的，气血津液也要与阴阳、寒热、虚实相结合才能辨证准确，提出立法、选方的方向。

综上所述，可见八纲与各种辨证方法的关系是相当密切的，说它是各种辨证方法的总纲是比较确切的。然而凭此仅能大体说明病变的部位、疾病的性质、病情的进退、正气的强弱、邪气的盛衰，若要进一步了解病变的部位和探明病因病理，为论治提供可靠依据，还需弄清各种辨证方法的共同基础。

2. 脏腑辨证是各种辨证方法的基础　六经辨证是以脏腑病变为基础的。三阳病实质上是反映肺、膀胱、胃、肠、胆与三焦的病变。三阴病实质上是反映脾、心、肾和肝的病变。由此可见，六经辨证完全是以脏腑病变为基础的，如果没有脏腑的病理变化，六经辨证也就不能存在。卫气营血和三焦辨证也是以脏腑病变为基础的。肺主气属卫，心主血属营。同时气分证还包括脾胃、胆、肠的病变，血分证也包括了肝、肾病变，这就充分说明了卫气营血辨证与脏腑的关系极为密切。关于三焦辨证，《温病条辨》说得非常清楚："温病由口鼻而入，鼻气通于肺，口气通于胃，肺病逆传则为心包。上焦病不治则传中焦，胃与脾也。中焦病不治则传下焦，肝与肾也。"这里不仅明确指出三焦辨证的传变规律，而且说明其是以脏腑为基础的。病因辨证是根据疾病的临床表现来推求病因的一种辨证方法，它仍然是以脏腑为基础的。如肝主风，心主火，脾主湿，肺主燥，肾主寒，这是大家所熟知的。气血津液辨证则是直接反映脏腑病理变化的。因为气血津液在生理上既是脏腑活动的物质基础，又是其活动的产物，所以它们的病理变化必然影响脏腑。八纲辨证虽然是各种辨证法的总纲，但是在具体运用时也必须落实到脏腑，不能只停留于表热实证或里寒虚证、阴证阳证上，所以八纲辨证也必须以脏腑辨证为基础。

综上所述，可知八纲是各种辨证方法的总纲，脏腑辨证是各种辨证方法的基础，其间既有区别又有联系，临床运用密不可分。

3. 六经辨证、卫气营血辨证和三焦辨证相互补充的关系　太阳、卫分、上焦皆为外感初期阶段，均有发热恶寒、头身疼痛、咳嗽、脉浮等表证，但病在卫分属表热证，太阳病既有卫分的表寒证，也有气分证，而上焦病则卫气营血证候均有，三者既有区别，又有联系。

阳明、气分、中焦均为外感疾病中期的高热持续阶段，其共同点是外邪入里，进一步化燥，呈现里实热证。阳明病重点是分析胃肠的热实证，而气分证除胃肠外还有胸膈、肺、脾、胆等的病变，中焦则重点分析胃肠燥实证和脾胃湿热证。

三阴、营血和下焦则各有侧重。三阴病重点是分析寒邪伤阳的虚寒证，而营血和下焦重点是分析热邪伤阴的虚寒证。同时三阴病中的太阴病还包括气分的脾湿证，此外，热入营血和下焦还可出现舌质红绛、斑疹、吐衄或神昏痉厥等。

由此可见，卫气营血辨证和三焦辨证是在六经辨证基础上发展起来，又补充了六经辨证的不足。

总之，各种辨证法都是前人在不同历史条件下，以《黄帝内经》的理论结合自己的临床实践经验总结出来的，它们既有共同之处又各具特点，必须把这些内容和其相关关系了然心中，融为一体，在具体运用时相互配合，取长补短，才能更好地指导临床实践，提高疗效，从而不断地提高中医辨证学的水平。

论温病的治疗大法

《论温病的治疗大法》，汪新象发表于《泸州医学院学报》1983 年第 2 期，该文有以下特点。

汪老认为，鉴于温病治法之繁多，有必要对治疗温病的基本大法予以归纳、总结，以利于继承学习，掌握运用。汪老总结治疗温病的基本大法可以归纳为三项：①分期论治；②去热存阴；③分解湿热。

1. 分期论治是各种温病治法的准绳

（1）病程阶段的分期论治：所谓病程阶段，就是按卫气营血四个阶段辨证施治。卫气营血在病程阶段和病变性质上有很大差异。病在卫气分阶段，由于病位较浅，正气尚盛，邪气易于驱除；病在营血分阶段，由于热耗真阴，病位较深，正气已虚，邪气难于外透。

叶天士对卫气营血各阶段的治则说得很清楚："在卫汗之可也，到气才可清气；入营犹可透热转气……入血就恐耗血动血，直须凉血散血。"这是治疗温病的基本大法。

"到气才可清气"。清气之法常用的有下面七个方法：①热邪初入气分者，可用辛凉微清；②热邪壅肺者，用宣肺以清气热；③热炽阳明，可用辛寒大清气热；④邪郁少阳，可用蒿芩清胆汤；⑤热入气分深层、化火蕴毒，用芩、连、柏等苦寒直折里热；⑥气分热炽与肠中糟粕相结，当选用各种承气汤苦寒攻下气热；⑦气分热炽而津液受伤，当用沙参麦冬汤之类甘寒生津以清气热。上述清气方药中凉清、宣清、寒清均有使热邪向外透泄而解之趋势，重点在"透"；苦寒直折、苦寒攻下有使热邪从内下降而除的作用，重点是"降"；清泄则二者兼备。

"入营犹可透热转气"。邪热进入营分时，清营固然是主要治法，但犹可配入气分之药以使热邪透还出气分。透热转气与否，当验之于舌，舌由红绛无苔变为舌红苔黄，说明邪已转向气分。

热邪深入血分，失去了外透之机，只有直接用凉血散血之法，以期除却热邪，避免迫血妄行，耗伤精血，但是卫气营血各阶段的证治并不是截然分开的。此外，还有"先安未受邪之地"的治法。

（2）病变部位的分期论治：即是按三焦的病变部位辨证施治。所谓"治上焦如羽"，是指上焦病接近于表，当用轻清之品，透泄邪热；"治中焦如衡"，是说病邪进入中焦，多以脾胃为病变中心，尤其是湿热病往往出现湿重于热，或热重于湿、湿热并重的证候，因此在清利中焦湿热时，应按脾胃生理特性，调整脾胃功能，使之恢复湿燥得宜，升降平衡；"治下焦如权"，是指病邪深入下焦，如属湿热证，当用利湿之品，使重浊之湿邪沉于下而渗于外。在温热病后期热耗真阴，又当用咸寒、甘寒味重之品以滋补下焦肝肾，如加减复脉汤、大定风珠、小定风珠之类。

2. 去热存阴贯穿于治疗温病的始终 在温病过程中出现阴液耗损时，用壮水增液之品养阴，既可复其阴液，又可退其邪热。阴液之存亡实为机体生命的关键，所以治疗温病必须把去热存阴这一原则贯穿始终。

一般说来，邪在卫分和气分阶段，邪气虽盛，正气不虚，当以祛热邪为主，通过去热以存阴，同时要适当佐以生津之品，顾护其阴液；邪在营分和血分阶段以阴液亏损为主，邪热虽盛，亦应以养阴护正为主，同时注意凉解营血；后期热耗真阴，虚多邪少阶段，当以补益真阴为主，常用加减复脉汤治疗。

3. 分解湿热是治疗湿热类温病的重要原则 分解湿热以化湿为主，使湿去则热孤。化湿法包括以下三个方面。

（1）宣肺：用于湿热病邪初袭人体，郁遏卫气时，可宣肺化湿。宣肺气能使卫阳熏肤泽毛，从而使郁遏于卫分之湿邪得以祛散。

（2）温化：湿为阴邪，故用阳药以温运之。温化包括燥湿、理气、芳化三种，由于该类药物多系辛苦温之品，故称温化。适用于中焦湿邪偏盛的证候。

（3）淡渗：适用于一切湿病，使湿邪从小便而去，常用药如茯苓、泽泻、薏苡仁、木通、滑石之类。

总之，湿注上焦以宣肺为主，湿阻中焦以温运为主，湿流下焦以淡渗为主。

综上所述，治疗温病的方法虽多，但汪新象认为应当以分期论治、去热存阴、分解湿热三个大法为主，这三个大法是以温病的理论核心——卫气营血和三焦所属脏腑的病变，以及温病的病邪性质特点为根据而决定的。只要我们掌握温病的辨证纲领及其病邪性质的特点，然后使用上述三大法则去指导治疗，一定能获得满意效果。

六经是人体功能另一层次的综合体系

《六经是人体功能另一层次的综合体系》，汪新象教授发表于《四川中医函授》1984 年第 6 期。该文引经据典阐述了六经与六经病之间的关系及辨证论治规律，本文在开篇即鲜明提出观点：六经应当是为了认识外感疾病的需要，对人体的生理、病理、辨证论治所作的另一层次的综合体系。该文章的特色如下。

1. 承前启后认识六经是人体综合体系 在《伤寒论》中，仲景把与外感病相关的脏腑功能按其属性分为阴与阳两大类。五脏为阴，六腑为阳，再根据有关脏腑的不同功能分为三阴三阳。随即又提出了六经和六经病虽然与脏腑基本功能密切相关，但是并非脏腑功能的全部。再以经络而言，六经虽然也言经络病和脏腑病，但不能用藏象和十二经脉来解释六经的内容。六经继承《黄帝内经》脏腑学说的基本理论，是为了认识外感疾病而作的另一层次的概念，同时六经虽然是以阳气与阴精为基础论证病变，但以强调阳气盛衰为主体，这对后世温病学有极大的启发作用。

2. 辨证论治认识六经病生理和病理 汪老在文章中指出六经病的辨证论治有三大基本规律，六经辨证与八纲辨证是两位一体的关系，两者均以阴阳为纲。三阳病，多见表、实、热证，三阴病，多见里、虚、寒证，同时三阴三阳病中还有表里寒热虚实错杂证、疑似证和真假证等。在《伤寒论》中，可谓条分缕析，很有指导临床的价值。

六经病辨证论治的三大基本规律：一是与八纲辨证密不可分；二是与八法治疗紧密相连，也就是言六经辨证必及八纲，言六经论治必用八法；三是用药严谨，有规律可循。还有六经病论治的"药对"规律。

汪老在文章中指出，将六经辨证论治与临床经验结合，临床疗效显著，值得学习和参阅。

3. 语言朴实，对六经病治则认识深刻　汪老在文章中对六经病认识深刻，但语言朴实，谦逊有加，如"本文在参阅历代医家和当代学者对六经实质的二十多种不同认识和见解的启示下，也对《伤寒论》六经实质提出了粗浅认识，我认为六经的实质是从认识外感疾病的角度，对人体功能在藏象学说的基础上所作的另一层次的综合体系，并从六经和六经病的相关脏腑、六经和六经病的生理病理，以及六经病的辨证论治规律三个方面，论证和阐述了这个综合体系承前启后的作用和指导临床的意义，以期有助于对仲景学说的探讨和学习好《伤寒论》。"这些既对后学研究六经病指出了方向，同时也倡导医学从业者要认真学习古代医家圣言，善于发现和总结其中经验。

论温病过程中的瘀血证治

《论温病过程中的瘀血证治》，汪新象发表于《泸州医学院学报》1984 年第 3 期，该文有以下特点。

1. 总结了温病发生瘀血的机制和治疗大法　温病邪入营、血分阶段，必会产生瘀血，温为阳邪，最易伤阴，故叶桂说："热邪不燥胃津，必耗肾液。"由于津血同源，津液耗伤，血液也相应耗伤，而且营血关系极为密切，"营分受热，则血液受劫"，如斑疹紫黑、舌质瘀暗等就是瘀血的特征表现。叶氏还直截了当地指出："入血就恐耗血动血。"所谓"耗血"即热邪耗伤血液及津液，血和津液耗伤则血液稠黏、运行不畅而形成瘀滞。"动血"即热邪深入血分，迫血妄行而产生瘀血斑疹、口臭、二便出血等证候，其离经之血即是瘀血。故热邪耗血动血是产生瘀血的主要病机。此外患者素有瘀伤或妇女经水时来时断，也可形成瘀血证候。

根据热入血分则耗血动血继而形成瘀血的病理，治宜清血热、祛瘀血，因为热邪不清则血不归经，瘀血不去则出血不止。所以叶桂说："入血就恐耗血动血，直须凉血散血。"由此可见，"凉血散血"是治疗血热成瘀的基本大法。

2. 归纳了凉血、散血同用的妙义　热入血分，治当凉血育阴，如犀角、生地黄、玄参、麦冬之类，为何叶桂强调要"凉血、散血"同用呢？散血者活血也。凉血、散血同用之妙义有四个方面：①防止凉血药物致瘀。因血遇寒则凝，故在凉血之中加入活血之品防其寒凝，如犀角地黄汤中用赤芍、牡丹皮之类。

②治疗瘀血和预防瘀血的发展。热入血分证常产生瘀血，如斑疹之紫黑就是瘀血停留于肌肤的表现，故于凉血方中加入桃仁、红花、紫草、当归尾之类，既有积极的治疗作用，也有阻遏瘀血证发展的效果。③用养阴生津药物补充血中津液，使血液不稠黏而易行，则瘀血可去。如犀角地黄汤之重用生地黄就是此意。④散血中之热。凉血散血之品都具有清散热邪的作用。总之，热邪深入血分，势必造成耗血动血，凉血、散血同用，既可除却热邪，又可避免热邪迫血妄行，耗伤津血。

3.概括了温病过程中的瘀血证治　温热病邪深入营血分，必有不同程度的瘀血证候表现，"其人素有瘀伤宿血在胸中"，或妇女患温病正逢胎前产后、经水时来时断，邪陷血室也会形成瘀血证。故活血化瘀法在温病过程中用得比较多。

（1）热入营血，迫血妄行：如春温病热盛动血，见吐血、衄血、便血、舌紫绛等症；暑温病的暑伤肺络，见骤然咯血、衄血；湿温变证中湿邪化燥，大便下血等，均可用凉血化瘀的犀角地黄汤加鲜芦根、丹参等，效颇佳。特别是流行性出血热，在发热期未能阻断病程发展，热邪弥漫三焦，阻遏气机，迫血妄行，形成腹腔综合征（尿闭兼有腹痛及呕吐、呃逆等），出现腹腔微循环障碍时，采用凉血化瘀、养阴攻下法，选用犀角地黄汤加桃仁、丹参、大黄、芒硝之类，对解决微循环障碍有良好的效果。这就是"入血就恐耗血动血，直须凉血散血"的具体运用。

（2）血热壅盛，瘀滞发斑：春温气血两燔证，可见壮热、口渴、烦躁、肌肤发斑甚或吐衄等症，用化斑汤治之。如斑色紫黑，紧束有根，或如紫赤类鸡冠花，艳红则火更盛，不急凉之，必至变黑，宜大清胃热兼凉血化瘀，选用清瘟败毒饮加桃仁、红花、紫草、当归尾之类治之，务使瘀斑松活色淡，方可挽回，稍有疑虑即不能救。烂喉痧毒燔气血证，可见高热烦渴、咽喉红肿糜烂、肌肤密布丹砂、紫赤成片等症，治宜两清气血、解毒化瘀，用凉营清气汤治之，均突出了活血化瘀的作用。

（3）热闭心包，血络瘀滞：表现为发热夜甚、神昏谵语、漱水不欲咽、舌绛无苔且望之干、扪之润或紫晦而润等，治宜犀地清络饮（犀角地黄汤加连翘、桃仁、姜汁、竹沥、鲜茅根、灯心、鲜菖蒲汁），以清心泄热，开窍通瘀。

（4）热与血结，蓄于下焦：小腹坚满，大便色黑，神志如狂或清或乱，脉沉实，舌有瘀斑，宜用桃仁承气汤攻下泄热、活血逐瘀。《温热论》中说："热传营血，其人素有瘀伤宿血在胸膈中，夹热而搏，其舌色必紫而暗，扪之湿，当加入散血之品，如琥珀、丹参、桃仁、丹皮等。不尔，瘀血与热为伍，阻遏正气，遂变如狂发狂之证。"此即下焦蓄血证。《温病条辨》下焦篇 20 条、21 条云："时欲漱水不欲咽，大便黑而易者，有瘀血也，犀角地黄汤主之。"这实质是肠出血的证治。"少腹坚满，小便自利，夜热昼凉，大便闭，脉沉实者，蓄血也，桃仁承气汤主之，甚则抵当汤。"叶氏对瘀血的诊断重在"舌质紫暗、扪之湿"；吴氏提出"时欲漱水不欲咽，大便黑而易""少腹满，小便自利，大便闭"，这些重要体征和证候，对于指导临床均有重要的价值。

（5）妇女病温，热入血室：本证在《伤寒论》中就有记载，表现为"胸胁下满，如结胸状，夜则谵语，如见鬼状"等，并提出了刺期门以泻其实热、小柴胡汤和解透邪二法。叶桂认为此二法不完备，他说："一遇是症，不辨热入之轻重，血室之盈亏，遽与小柴胡汤，贻害必多。"主张据证加减："若热邪陷入，与血相结者，当从陶氏小柴胡汤去参、枣，加生地黄、桃仁、楂肉、丹皮或犀角等。若本经血结自甚，必少腹满痛，轻者刺期门，重者小柴胡汤去甘药，加延胡、归尾、桃仁，夹寒加肉桂心，气滞者加香附、陈皮、枳壳等。"而吴瑭则用加减桃仁承气汤（即原方去芒硝、当归、芍药，加泽兰、生地黄、人中白），他说："热病经水适至，十余日不解，舌痿饮冷，心烦热，神气忽清忽乱，脉右长左沉者，瘀热在里也，加减桃仁承气汤主之。"

热入血室，临床证候颇为复杂，王孟英所注热入血室三证，补叶文之不足，很切合临床实践，兹结合个人体会，归纳如下：经水适来又患温病，热与血结，治宜清热解结，用小柴胡汤去参、枣，加生地黄、桃仁、山楂肉、牡丹皮或犀角等药；经水刚断即患温病，热邪乘虚而入，治宜养营清热祛瘀，如生地黄、玄参、丹参、赤芍之类；热邪传营，迫血妄行，致经水未当期而至者，血潮如注，治宜凉血活血，可用犀角地黄汤加地榆炭等。

《论温病过程中的瘀血证治》理法方药齐全，理论临床结合，证治明确。广大读者反映实用性强，对临床借鉴意义很大。

消水圣愈汤验案三则

《消水圣愈汤验案三则》，汪新象教授发表于《泸州医学院学报》1989年第12卷第2期，该文介绍了汪老运用消水圣愈汤的经验，有以下特点。

1. 承古而不泥古 论文开篇即述消水圣愈汤的出处、功用。消水圣愈汤出自清·陈修园《时方妙用》，由天雄、牡桂、细辛、麻黄、生姜、大枣、知母、甘草所组成，功用为温肾助阳、化气行水、散寒通经。在按语中则进一步阐明消水圣愈汤这一时方乃是由《金匮要略·水气病脉证并治篇》中桂枝去芍药合麻黄细辛附子汤加知母而成。中医学正是在这样的一脉相承中发展的。至汪老则又加入大剂量黄芪以补气固表，治疗脾肾阳虚、肺卫功能不固所致的畏寒肢冷、动则多汗等症。细读三个案例，黄芪功不可没。这种承古而不泥古的中医临证思辨方法值得我们深入学习，并且要把它结合到我们的临床工作中去。

2. 能中而不拒西 文中第1例患者为住院患者，中医四诊资料完整，西医的临床资料也极为详尽，理化检查客观，如胸廓略呈桶状，双肺叩诊高清音，双肺可闻中小湿啰音，右肺底可闻干啰音。X线胸透：肺野透明度高，横膈低平，为慢性支气管炎、肺气肿，未见感染征。血常规：白细胞8×10^9/L，血红蛋白111g/L，多核白细胞0.52，淋巴细胞0.34，嗜酸性粒细胞0.12等，使读者对患者有更为客观的了解，更易被初学者所接受。

3. 细微之处见功底 辨证是中医的精髓，是临床疗效的前提，见微知著应该是最高的水平。例如病例一，中医四诊所得：形体羸瘦，慢性病容，郁郁不乐，面色少华，畏寒甚，四肢不温，在炎热时令仍着3件毛衣和毛裤，加其他衣物达7件之多，纳差厌油，时恶心欲呕，胸闷，咳痰少，口干喜热饮，汗多，常湿透内衣，舌尖红，舌边有齿痕，苔黄腻，右脉弦滑，左脉沉弦。前医辨证：外邪束肺，肺失肃降，邪郁化热，痰热阻肺。投以芩连温胆汤合小柴胡汤加肉桂、干姜，病反剧。从其加姜、桂看，似乎已认识到阳气的不足，但没有上升到主证。延至汪老来诊，汪老诊后认为：患者舌红但嫩，苔黄而有津液，脉象沉细，结合其畏寒极甚、四肢不温的临床表现，辨证乃属脾肾阳虚，肺卫不固所致，治宜补益脾肾，温阳化气，宣发肺气，协调三焦气机。处以桂枝10g，干姜10g，大枣10枚，麻黄10g（先煎去沫），细辛6g，附子15g（先煎），知母12g，甘草6g，黄芪 25g。服药 3 剂，大有好转，畏寒减轻，穿衣减少，不甚厌油，有意行走，汗也不多。令其原方再服 7 剂，穿衣已如常人，患者十分欣喜，行走微出汗，仍喜热饮、纳差，在夜寐中时觉有冷气自胸中注至脚心，舌有齿痕，苔薄白而润，脉沉细。治宜调补脾肺，以增强卫外功能，拟六君子汤合玉屏风散加百合、知母，治疗 6 剂而愈。汪老抓住舌红但嫩、苔黄而有津液，加之脉象沉细，辨证准确，效如桴鼓。

4．不拘于时，谨守病机　文中第 2 例患者乃盛夏外感，他医结合时令径投清解，出现怯冷、汗出、咳嗽少痰等症。8 月 22 日以阵咳、喉痒无痰、寒热往来、汗出动则甚、目眩、舌胖苔白腻而润、脉弦细而前来就诊。辨证按郁火咳嗽治疗，投以柴胡、黄芩、半夏、细辛、五味子、炮姜、枳壳、杏仁、甘草、苏叶、桔梗治疗 3 剂。服药后于 9 月 5 日二诊，咳嗽大减而畏寒甚，从背心发自四肢，汗多，行走后常汗湿内衣，咳嗽少痰，头昏闷，四肢软，口干喜热饮，舌淡红、苔薄白而润，脉沉弦，辨证属脾肾阳虚，肺卫不固，处以桂枝 10g，干姜 10g，麻黄 10g，细辛 6g，甘草 6g，大枣 10 枚，附片 15g（先煎），知母 10g，后获显效。如此炎热之际，虽敢辨是证，但敢用是方者不多。

5．典型病例，更从经典　第 3 例逢寒则肿证，看似怪病，实则典型，更从经典。《素问·阴阳应象大论》云："寒胜则浮。"本例患者逢寒则肿乃脾肾阳虚，卫外之阳气又被寒气郁阻而运行不畅之故，其先痒后肿乃为明证也。初以桂枝 12g，麻黄 10g，附片 15g（先煎），知母 12g，甘草 6g，细辛 6g，大枣 10 枚，生姜 3 片，共 4 剂。服 4 剂后脉证无明显变化，以原方加黄芪 50g，共服 27 剂。本方以附、草、枣补其真阳，麻黄宣其滞气，桂、辛、姜散其阴凝，又重用黄芪固表御寒外侵，故多年顽疾得愈。临床上，此类患者在西医看来属变态反应性疾病，非常多见，病程长，反复发作，抗过敏治疗只能解决临时症状。从典型病例，再习经典，汪老这一临床思维过程为我们治疗临床"怪病"提供了切实的思路。

该篇验案三则理法方药齐全，理论联系经典，结合临床，治疗方法明确，广大读者反映对启迪中医临床思维有重要意义。

略论祖国医学的整体观念

《略论祖国医学的整体观念》，汪老发表于《泸州医学院学报》1979 年第 3 期，该文有以下特点。

1. 论述精彩、思路清晰 论文开篇论述了整体观念的概念，指出整体观念"是祖国医学认识人体生理现象和病理变化的一种思想方法"。

论文从祖国医学把人体内脏与体表各组织、器官之间看成是一个有机的整体入手，论述了人体的整体性。

（1）人体的整体性：对于人体的生理、病理是用整体观念的原则去认识还是用"局部定位"的观点去认识，这在医学史上是有斗争的。祖国医学认为人体是由脏腑、经络、皮毛、肌肉、筋骨、精微、气血、津液等共同组成的，它们在结构上不可分割，功能上相互为用，相互协调，有机地联系成一个整体。这种整体观念分四个方面，即以五脏为中心，以经络作联结，以精、气、神为生命活动的物质基础，以阴阳五行为说理方法。为什么要以五脏为中心呢？这是因为祖国医学对脏腑的认识与现代医学脏器的概念不完全相同。在生理系统的划分上不是按现代医学的呼吸、循环、消化等系统而分，而是以古代医学家长期观察五脏的生理功能和病理变化为基础，从五脏联系到六腑、九窍、皮毛、肌肉、筋骨、经脉、头面、四肢等组织器官和气血津液等生命活动的物质基础，构成以心、肝、脾、肺、肾为中心的五大生理系统。

（2）人体与自然环境的统一性：论文同时认为四时气候、地理环境等变化对于人体的生理、病理也有不同程度的影响，因此既强调人体内部的协调、完整性，也重视人体与外界环境的统一性。

2. 梳理经典、指导实际 论文梳理了"天覆地载，万物悉备，莫贵于人"（《素问·宝命全形论》）、"天食人以五气，地食人以五味"（《素问·六节藏象论》）和"阴阳四时者，万物之始终也，生死之本也"（《素问·四气调神大论》）等经典条文，具体说明了自然界的万物中，人是最宝贵的。自然界里存在着人赖以生存的物质条件，同时自然变化对人体生理、病理也有一定影响，特别是反常的气候变化可引起季节性的传染性疾病的发生和流行，影响着人体的健康和生命安全。

3. 重视内外因、辨证认识 论文指出祖国医学在重视外因的同时，还非常重视内因的作用，认为疾病的发生是邪气和正气斗争的反映，然而邪气能否使人致病又取决于正气的强弱，如果脏腑功能正常，正气旺盛，抗病力强，邪气则无从侵入，故《素问·刺法论》说："正气存内，邪不可干。"反之，脏腑功能失调，正气虚弱，抵抗力弱，邪气就易侵犯人体而发生疾病，故《素问·刺法论》说："邪之所凑，其气必虚。"这种强调以内因为根据、外因为条件的辨证思想是极为宝贵的。古人这种对人与自然环境关系的辨证认识，直至今天，用它来指导临床实践和卫生保健，仍具有一定的现实意义。

《略论祖国医学的整体观念》指导我们学会和理解整体观念这一思想方法，对于探讨中医理论实质、提高诊疗水平、促进中西医结合，都有很大益处。

学好三焦辨证的四点体会

《学好三焦辨证的四点体会》，汪新象教授发表于《泸州医学院学报》1985 年第 8 卷第 4 期，该文有以下特点。

1. 开篇点出学好三焦辨证的重要性 论文开篇指出三焦辨证是温病的辨证方法之一，乃清代温病学家吴鞠通所创立。吴氏所撰《温病条辨》就是以三焦为纲，病名为目，分上焦、中焦、下焦三篇对各种温病进行辨证论治，纲目分明，条理井然，对于指导临床有很高的实用价值。

2. 明确提出了学好三焦辨证的四个层次

（1）了解三焦的生理概念是学好三焦辨证的前提：要学习好三焦辨证，必须首先了解三焦的主要概念。这是因为只有先知三焦生理之常，才能达三焦病理之变。古人关于三焦的生理概念，可归纳为三点。

其一，三焦是人体阳气运行的通道。这在《难经·六十六难》中有明确论述："三焦者，元气之别使也，主通行三气，经历于五脏六腑。"《难经·三十八难》又说，三焦是"主持诸气"的。由于三焦主气化，司相火，所以是人体阳气运行的通道。

其二，三焦为人体水液运行的通道。三焦主管人体的水液运行，在《黄帝内经》中有极为生动的描述，如"上焦如雾""中焦如沤""下焦如渎"和"三焦者，决渎之官，水道出焉"（《素问·灵兰秘典论》）。"上焦出气，以温肌肉，充皮肤，为其津，其流而不行者为液。天暑衣厚则腠理开……天寒则腠理闭，气湿不行，水下留于膀胱，则为溺与气"（《灵枢·五癃津液别》），这是说三焦有使水液得以敷布全身，或为汗、为溺的生理作用，也是吴氏用三焦作为温病辨证方法的依据。

其三，三焦的另一重要生理概念是对人体上、中、下三个部位的划分，即横膈以上为上焦，包括心与肺；横膈以下、脐以上为中焦，包括脾与胃；脐以下为下焦，包括肝、肾、大肠、小肠、膀胱。如此划分可见三焦虽是六腑之一，但其范围却大大超过五脏六腑。故张景岳说：三焦是"脏腑之外，躯体之内，包罗诸脏，一腔之大府也"。吴氏三焦辨证的理论根据，悉本于此。

由此看来，三焦的生理概念与人体阳气运行和水液输布及脏腑功能均有密切的关系。故吴氏引申其义，再按叶桂"河间温热须究三焦"和"温热时邪，当分三焦投药"的论述，把三焦作为温病的辨证方法，从而更加系统和完善了温病学的理论体系。所以了解三焦的生理概念，确实是学习好三焦辨证的前提，此乃体会之一。

（2）明确三焦辨证的临床意义是学习好三焦辨证的要求：为什么学习三焦辨证要求要明确其临床意义呢？因为学习任何内容都要先知道其实用价值，由于三焦辨证虽然也同卫气营血一样，在临床上具有说明温病发生发展的传变次第、浅深轻重，为治疗提供依据的作用，但是三焦辨证又有其特殊意义。例如：三焦辨证把病程和病位有机地结合起来，如病程的初期称上焦病，其病位在心肺；病程极期称中焦病，病变部位在脾胃；末期称下焦病，主要病变在肝肾。从传变规律来看，始上焦、传中焦、终下焦，也有由肺而逆传心包。从病变轻重看，一般是上焦病轻，中焦病重，下焦病极重。故吴鞠通说："凡温病者，始于上焦，在手太阴。""温病由口鼻而入，鼻气通于肺，口气通于胃，肺病逆传则为心包；上焦病不治则传中焦，胃与脾也；中焦病不治则传下焦，肝与肾也，始上焦，终下焦。"但有两点应当说明。

其一，不是所有温病的发生发展都按上述规律，也就是说，并非都起于手太阴、终于足少阴。如湿温、暑温可始于中焦；春温可由寒邪伏于少阴，初起即出现下焦证候；暑厥可直犯心包等。故王孟英说："夫温热究三焦者，非谓病必上焦始，而渐及中下也。伏气自内而发，则病起于下者有之。胃为藏垢纳污之所，湿温、疫毒病起于中者有之，暑邪夹湿者亦犯中焦。又暑属火，而心为火脏，同气相求，邪极易犯，虽始上焦，亦不能必其在手太阴一经也。"此说是较为正确的。

其二，病情轻重，也要活看，并非上焦病都轻，中、下焦病均重。如暑瘵、暑厥，虽然病在上焦，却比中焦的湿温、暑温初起要重，上焦病的肺病逆传心包也比中焦阳明病要重。

三焦辨证为治疗提供依据，《温病条辨·杂说》提出"治上焦如羽，治中焦如衡，治下焦如权"，对于指导临床治疗温病有极为重要的意义。治上焦如羽，羽者轻扬之意，即上焦病宜用轻透之品治之，不宜用重浊之品，如银翘散、桑菊饮等剂是也。故吴鞠通说，银翘散是"纯然清肃上焦，不犯中下，无开门揖盗之弊，有轻以去实之能，用之得法，自然奏效"。治中焦如衡，衡者，平衡之意，也就是治疗中焦脾胃之病，用药宜顺应其燥湿升降之特性，务使燥湿升降平衡、升降协调，如"汗出热解，继而复热"的中焦湿热证的治疗，"徒清热则湿不退，徒祛湿则热愈炽"，唯有用黄芩滑石汤湿热并治。治下焦如权，权者，是滋填潜镇之意，也就是邪耗下焦真阴，宜用甘寒或咸寒之品以滋阴养液，如属湿热流注下焦，当用滑石、猪苓、茯苓、薏苡仁、泽泻等，导湿邪由小便而去。

由此可知，三焦辨证的临床意义，无论从病程、病位、轻重传变和治疗依据上都有其特有内容，故这些内容对于指导临床确有重要意义。

（3）掌握三焦的病理和证候是学习好三焦辨证的关键：三焦的病理和证候是在六经辨证和卫气营血辨证的基础上发展起来的，故有太阴之为病、阳明温病、少阳温病等六经病名称和"太阴风温初起……银翘散主之"等卫气营血辨证内容，同时三焦辨证虽然以五脏六腑为基础，但又不同于脏腑辨证，其病理又要落实到脏腑上。《温病学》教材中把三焦辨证归纳成为一个表，所列八个证型有执简驭繁的作用，在学习中可以熟记之。

（4）熟悉三焦辨证与卫气营血辨证的相互关系是学习好三焦辨证的深化：三焦辨证与卫气营血辨证都是温病的辨证方法，对两者的相互关系是有争议的。

其一，认为叶氏创立的卫气营血辨证已经完善了温病辨证的理论体系，吴氏的三焦辨证是"蛇脚"，因为两者在辨证内容上有许多重复，相提并论会造成概念上的混淆和理论上的复杂化，没有必要再用三焦辨证。

其二，认为两者虽然同是温病的辨证方法，但各有特长和作用，卫气营血辨证适用于温热类温病；三焦辨证适用于湿热类温病。《温病纵横》一书即持此观点，目前看来，这种认识是比较正确和公认的。

其三，认为三焦辨证补充了卫气营血辨证的不足，如下焦病就补充了血分证。血分证是以出血倾向为指征，实证居多，下焦病以伤耗真阴为特点，虚证居多，虽有内容重叠，但两者是表里上下的纵横关系，两者同用有相辅相成之妙义。

论文最后从三个方面探讨了三焦辨证与卫气营血辨证的相互关系。

其一，生理概念紧密联系。中医经典常把三焦和卫气营血的生理概念相提并论。如《灵枢·营卫生会》说："营出于中焦，卫出于下焦。"《灵枢·决气》说："上焦开发，宣五谷味，熏肤、充身、泽毛，若雾露之溉，是谓气……中焦受气取汁，变化而赤，是谓血。"《医述》说："三焦者，人身三元之气也，总领五脏六腑、营卫、经络、内外、左右、上下之气也，三焦通，则内外、左右、上下皆通矣。"由此可见三焦和卫气营血在生理上是紧密联系、不可分割的。

其二，'辨证意义基本一致。三焦辨证和卫气营血辨证，其意义是基本一致的。都是分析病理变化，明确病变部位，掌握病势轻重，认识疾病传变，归纳证候类型，为确立治疗方法提供依据。如三焦治法的羽、衡、权；卫气营血治法的汗、清、透、凉也是相互补充的，因此临床上辨证治疗温病必须两者互用，才能收到相得益彰之效。

其三，辨证内容同中有异。三焦辨证与卫气营血辨证同中有异，两者合用，才能求同存异，避免遗漏。上焦与卫气，两者同属温病初期的证候，不同之处在于上焦可反映肺卫心营的证候而卫分仅有肺卫证候，也就是上焦可以出现卫气营血的证候，而卫分只有卫表证。中焦与卫分，同属外邪入里的实热证候，不同之处在于中焦主要指胃肠实热证和脾胃湿热证，而气分的范围较广，包括了两脏（肺、脾）和六腑的病变。下焦与血分，两者同指温病的末期证候，不同之处在于下焦病以耗阴为主，虚证居多，血分证以动血为主，实证居多。

3. 结论简明扼要 文章通过对三焦辨证与卫气营血辨证关系的讨论，确实深化了对三焦辨证的认识。汪老认为三焦辨证除用于湿热类的温病外，对于温热类温病在后期的辨证也是必不可少的。只有和卫气营血辨证结合，才能收到相得益彰之效。

《学好三焦辨证的四点体会》理论联系临床，实用性强，对临床的指导意义很大。

著作

《中医防病与养生》

《中医防病与养生》由汪新象、汪世强主编，1997 年由四川科学技术出版社出版。该书的特色有如下几点。

1. 理论为先、结合实际 此书阐述了中医养生的重要现实意义，即采取有效措施预防疾病，延缓衰老，养生强身，却病延寿，乐享天年。中医养生不仅理论系统，内容丰富，实用性强，健身效好，而且方法简便，易学易行，紧密结合人们的日常生活实践，不需要花费许多时间和金钱，即可收到自我调养、健康长寿之效。

2. 语言平实、全面实用 汪老此书语言平实，表述简朴，注重与生活实际结合。比如详细论述了饮食、睡眠、起居、环境、精神、劳动、运动、药物等方面的养生理论与方法。

川派中医药名家系列丛书

回忆录与诗词作品

汪新象

一、有志岐黄数十秋——汪新象教授 1985 年自述

我 1922 年 2 月出生在四川省古蔺县龙山镇。7 岁亡父，生活艰难。8 岁发蒙，读了 7 年私塾，曾背诵过"四书""五经"《幼学琼林》《五字纲鉴》《声律启蒙》和《古文观止》等古书。教我读《诗》《书》《蜀》的那位老师名简纯勋，是一位著名的教书老师，兼通医学。我常好奇地看他诊治患者，他在我写的《医乃仁术》的作文上批到："热爱岐黄，其志可嘉，有志者事竟成。"鼓励我学习中医。

（一）立志学岐黄，师教诲，党培养，苦学成器

1939 年，经友人介绍，我投拜古蔺名医杨德生老师学习中医。杨老师熟悉四大经典著作，善用仲景方，常用桂枝汤加味治疗许多疾病，收效良好，故有"杨桂枝"之称。他最熟悉《唐氏医书五种》，对其《伤寒论浅注补正》的有关注文能脱口背出。切脉颇有经验，他说："脉法不能全凭语言来传授，必须通过长期临床实践，反复体验，才能悟出精妙。"我常随师临诊，见其切脉，精神专注，询述病情，患者悦服，处方投药，效果良好，在古蔺有较高的医望，诊室悬挂着"岐黄妙术""著手成春""水饮上池""杏林春暖"等患者送的木质金字匾牌。我在杨老师处共学医 6 年，前两年以认药、加工炮制中药配方为主，兼学《医学三字经》《汤头歌括》《药性赋》《伤寒金口诀》《春温三字诀》《痢症三字诀》《脉诀规正》《难经》《内经知要》等。上述医书都是边抄边读，所以至今还能背诵许多内容，第三、四两年重点阅读《唐氏医书五种》(《中西汇通医经精义》《伤寒论浅注补正》《金匮要略浅注补正》《血证论》《本草问答》) 及《伤寒来苏集》《伤寒附翼》《医学心悟》《温病条辨》《温热经纬》《马张合注素问灵枢》《黄氏医书八种》《辨证奇闻》《医方集解》等，并每天随师临诊。第五、六两年，以独立应诊为主，进一步熟读上述医书和有关医学原著。1945 年底出师。在出师的仪式上有两件使我难忘的事情。

其一，杨老师送我四件纪念品：一是五部医书——《马张合注素问灵枢》《唐氏医书五种》《温热经纬》《医方集解》《本草备要》；二是一把油纸伞；三是一只铜制手电筒；四是一双细耳子草鞋。并当众嘱我：不断学习，力戒自满，关心患

者，不管昼夜晴雨，随请随诊。

其二，古蔺中学语文教师陈正斋先生赠我五言律诗一首："学得轩岐术，刀圭济世忙，柜储三品药，肘系千金方，黑虎殷勤守，黄莺下上翔，杏林春志闹，求友好音长。"此诗由友人刘永贵等做成木质金字横匾，从1946年春，我在家乡开业行医起，将其挂于堂屋正壁上，后被损毁，但其内容已铭于我心，雨伞、电筒、草鞋虽然早已不在，然而杨老师的嘱语却记忆犹新。其所赠医书五部尚珍藏无遗，随时翻阅，温故知新。

1957—1959年，我去四川省卫生干部进修学校学习，正值贯彻毛主席"中国医药学是一个伟大的宝库，应该努力发掘，加以提高"的指示，要求每所医药卫生学校都要上中医课，我被推荐为"能者为师"的学员之一，讲授了《中医学概论》的部分章节，获得好评，从此我爱上了中医教育事业，随即调到泸州医专中医教研组负责，先后讲授过《中医基础知识》《中医诊断学》《中医方剂学》《中医妇科学》《内经辑要》《温病条辨》《温病学》等中医课程，并于1960年去南京中医学院参加温病师资进修班学习。回来后一直在泸医任教至1963年，同年4月调去古蔺卫生局任副局长，在这期间先后担任两批中医学徒班和宜宾卫校古蔺中医专业班有关中医课程的讲授。1978年，泸州医学院成立中医系，又被调回泸医中医系工作，主要负责中医专业本科生温病学课程，1983年晋升副教授，1987年晋升教授。曾担任中医系主任、系总支委员兼管统战工作，泸州市中医学会理事长，市科协委员，四川省中医学会理事，《四川中医》编委等职务。

（二）酷爱中医学，做行政，搞管理，坚持医教

1952年，我在古蔺县开业，先后担任过区、县联合诊所主任，县卫生工作者协会主任，县人民代表，县人民委员会委员和县卫生局（科）副局长，泸医副主任、主任等行政职务。在长期大量行政事务和体力劳动中，我对中医学的酷爱没有动摇，一直坚持工余教学和工余诊疗。

1963年，调往古蔺县卫生科任副科长，亲手制订了培养中医学徒的方案，采用分散跟师学习经验、集中课堂讲授理论的方法，先后两批培养了近百名中医学徒，在这期间，我还承担了《黄帝内经》《温病学》等主要课程的教学任务，现在这批人也是中医骨干，其中有的于20世纪80年代参加全省统考，被吸收参加国家医疗单位工作，有的已成为省市名中医、主任中医师。在中医学徒的培养

中，曾组织了雷道渊、许祥斋、杨明同、易法奇等老师到各区巡回讲课。20世纪70年代初，组织筹建了宜宾卫校古蔺中医专业班，并担任了中医基础、中医外科、温病、中医内科等课程，白天在卫生局上班办公，晚上备课甚至讲课。虽然辛苦，但是感到能有机会把自己所学知识传授给别人，能为继承和发展中医贡献一点力量就是最大幸福。我心里念念不忘中医教学，铭记老师教诲的"关心患者疾苦，随到随诊"。直到今天，我仍然坚持工余诊疗，而且数十年如一日地做了诊疗记录，确实治好了一些疑难病患者，获得了患者的好评。如1972年古蔺县教育局余某，长期腰痛、尿血，经泸州医学院诊断为左输尿管下段结石，1.0cm×0.8cm大小，桑椹样，经用五淋汤加味治疗月余，打下了结石，患者非常感谢，写诗赠我。

> 诗曰：
>
> 汪洋一片不迷航，
> 新医指南闪金光，
> 向着朝阳升拂晓，
> 同欢红日映康庄，
> 志禀于民谋福利，
> 留心与众为健康，
> 念念不忘党领导，
> 词枯语短表衷肠。

这是一首藏头诗，我将它同那枚结石并存留念。

（三）治学须谦诚，勤学问、多思考，造诣方深

要做一个好医生、好教师，必须要有谦虚诚实的治学态度，只有勤学问、多思考才能逐渐加深造诣，因此我从事中医工作几十年，悟出了治学的六字诀：即读书、思考、临床。这是因为中医学是一门实践性较强的应用学科，其许多理论不是在课堂上能讲明白、实验室能看清楚的，主要靠临床实践来佐证，故学习中医只有多临床，才能较好地掌握中医理论之精妙和规律，从而产生精研细究之兴趣，立下在中医事业有所作为的壮志雄心。怎样才能把读书、思考、临床三者紧密结合呢？读书包括思考，思考包括读书，思而不解要向书本找答案，临床时更要结合思考、读书，总之，三者不能截然分开，只是在一定时间上有所侧重而已。20世纪50年代担任行政职务期间，读医书时间少了，我在《伤寒论今释》和《金匮要略今释》的扉页上写到："有书不读等于无，不读三遍决不休。"通过多年教学，又感"学然后知不足"。1962年又在该书上写到："读了三遍犹嫌生，温故知新义蕴深，不在忠山来教学，哪能如此细研寻。"

勤学问，还要既学又问，问即是向同道或民间有一技之长的人请教。我常用的升阳除湿汤治带下、乌梅丸治牙痛、半解汤治偏头痛等，就是向当时的名老中医陈寿芝、付保舒等学来的；又如用碎米柴、地柑子治疗慢性支气管炎，用赶黄草治疗黄疸型肝炎等，就是我向民间草医学来的。这是做学问不可缺少的一个重要环节。同时还要多思考，多问为什么，才能把书本上别人的东西真正理解，变成自己的东西。

1970年以来，我以勤学问、多思考作鞭策，开始总结和撰写自己的学习心得和临床体会，编有《草药治疗常见病手册》，写了《论中医各种辨证法的相互关系》《浅谈〈温病条辨〉羽翼〈伤寒论〉》《启发解惑在教学中的运用》等30多篇文章，其中有14篇在省级以上刊物发表，有2篇在省级学术会上作大会交流。

《草药治疗常见病手册》是在古蔺县六二六医疗队期间，在门诊用草药治疗内、妇、儿、五官、皮肤和跌打损伤六个方面的六十多种常见病症4000余例，获得较好疗效，后经随访筛选写成。其体裁按"病名""病因病机""治疗法则""处方""药物""治疗大法""病例介绍"的顺序编写，体现中医理、法、方、药的理论体系。此书由我主编，由县卫生局铅印10000册，作为乡村医生和有关医药卫生人员使用草药时的参考，获得省内外有关医疗单位的好评。

已经发表和宣讲的文章内容可归纳为以下几个方面：有教学法研究的；有探讨中医学理论基础的；有研究温病的治法及其与《伤寒论》之间关系的；有探讨伤寒六经实质的；有治疗慢性支气管炎之临床疗效报告的；有以现代科学看中医学科学性的；有论述中医学的特点及其前景等。

当前中医学处于振兴、腾飞的大好时期，我虽年逾花甲，但精力尚充沛，自觉还有许多力量可用。我愿从零开始爱中医、学中医、展中医，其决心如诗所述。

有志岐黄数十秋，

而今迈步越从头，

春蚕到死丝方尽，

一息尚存学不休。

一九八五年七月一日

二、诗词作品

1. 读《四川中医》感怀

七　律

泸州医学院中医系　汪新象

祖国医学肇岐黄，历经千载更辉光。

百代名医传精妙，万家杰著蕴宝藏。

整体观念垂方法，辨证论治立津梁。

吾侪同心勤发掘，喜看杏林春意长。

2. 参加四川省首届十大名中医终评委会感怀

评出十大名中医，

令我心情乐开怀，

感谢党政的关注，

振兴中医上新台。

2006 年 8 月 31 日至 9 月 1 日，四川省首届十大名中医终评委会在成都都江堰市召开，评选结束后当晚，于都江堰鹤翔山庄书此。

3. 参加泸州市首届十大名中医颁奖大会

2009 年 2 月 12 日于南苑会议中心抒怀。

有志岐黄数十秋，
今朝受奖暖心流，
中医学徒变教授，
党的培养铭心头。
续坐门诊传经验，
养生防病第一筹，
老有所养学为乐，
欣感吾生行未休。

参考文献

[1] 汪新象，汪世强．中医防病与养生［M］．成都：四川科学技术出版社，1997.
[2] 高海燕，汪世强，钟红卫．汪新象教授对癌症术后的中医调理经验［J］．四川中医，2009，27（10）：8–9.
[3] 杜位良．汪新象教授运用升阳除湿防风汤治疗杂病的经验［J］．四川中医，2008，26（11）：6–8.
[4] 汪世强，钟红卫，徐厚平．汪新象教授学术思想及临床经验简介［J］．新中医，2011，43（2）：162–164.
[5] 汪世强，赵尔新．汪新象治疗尿路结石经验介绍［J］．山西中医，2010，26（1）：6–7.
[6] 汪世强，周伯娅．浅谈汪新象教授中医治学方法［J］．泸州医学院学报，2008，31（5）：514–516.
[7] 汪世强，周伯娅．汪新象教授用四合汤治疗胃病经验介绍［J］．新中医，2003，35（1）：13–14.
[8] 汪付．汪新象教授学术思想及临床经验探述［J］．泸州医学院学报，1994，17（1）：54–56.
[9] 汪付．汪新象教授用姜辛味治疗咳喘痰的经验［J］．泸州医学院学报，1990，13（2）：135–137.
[10] 汪世强．半解汤治疗血管神经性偏头痛146例［J］．山西中医，2010，26（9）：14–15.
[11] 汪新象．读《四川中医》感怀七律［J］．四川中医，1984，2（1）：41.
[12] 罗信义．食生红苕引起急性蛔虫性哮喘症［J］．重庆医药，1985，14（5）：21–22.
[13] 杨洪彬，徐祖健，汪新象，等．绝经后女性骨质疏松症中医证型及证候分布规律的研究［J］．四川中医，2009，27（4）：23–25.
[14] 马骥，徐福松，张学能，等．尿路结石证治［J］．中医杂志，1987（6）：13–18.
[15] 陈小英，熊文忠，汪新．中西医结合治疗萎缩性胃炎175例临床观察［J］．四川中医，2010，28（2）：78–79.
[16] 冯文宇，魏宗德，钱永龄，等．回春口服液的临床及实验研究［J］．泸州医学院学报，

1995，18（1）：1-5.

［17］汪新象.从三焦辨治疑难病证初探［J］.泸州医学院学报，1991，14（3）：196-198.

［18］汪新象.小柴胡汤加减治疗郁火咳嗽50例初探［J］.中医杂志，1986（4）：43-44.

［19］袁明辨，陈在射，赵泽普，等.骨苓通痹丸治疗地方性氟病的研究［J］.中医杂志，
1996，37（8）：473-475.

［20］汪新象.试谈中医临床思维方法的特点［J］.泸州医学院学报，1986，9（2）：106-
108.

［21］汪新象.学好三焦辨证的四点体会［J］.泸州医学院学报，1985，8（4）：272-274.

［22］汪新象.浅谈《温病条辨》羽翼《伤寒论》［J］.四川中医，1983（6）：2-4.

［23］徐祖健，吴张勇，汪新象.骨痒症的中医治疗［J］.中国中医骨伤科杂志，1999，7
（6）：27-28.

［24］汪新象.论中医各种辨证法的相互关系［J］.泸州医学院学报，1980（1）：98-102.

［25］汪新象.论温病的治疗大法［J］.泸州医学院学报，1981（3）：109-113.

［26］袁明辨，汪新象，赵泽普，等.中药抗氟益肾丸治疗地氟病的临床观察［J］.泸州医
学院学报，1989，12（6）：445-448.

［27］汪新象.论温病的治疗大法［J］.四川中医，1983（2）：18-20.

［28］汪新象.浅谈辨证论治［J］.泸州医学院学报，1979（2）：59-62.

［29］汪新象.略论祖国医学的整体观念［J］.泸州医学院学报，1979（3）：74-78.

［30］汪新象.草药碎米柴治疗慢性气管炎832例临床观察综合报告［J］.泸州医学院学报，
1979（3）：8-12.

［31］汪新象，汪付.血府逐瘀汤治验二则［J］.泸州医学院学报，1984（3）：40-41.

［32］汪新象.论温病过程中的瘀血证治［J］.泸州医学院学报，1984（3）：5-6.

［33］刘登祥.苓夏解毒汤的临床应用［J］.四川中医，1998，16（12）：50.

［34］汪世梅，汪世强，周伯娅.鸡荞脾胃康治疗脾胃虚弱181例疗效观察［J］.泸州医学
院学报，2000，23（4）：311-312.